顔を見て不調を整える

漢方式セルフケア

# 体とこころのトリセツ

漢方薬剤師・心理士
島田和美



X-Knowledge

# 不調は顔にあらわれる

わたしが20代のころ、大きなストレスがかかり、おでこに活火山のような赤くて硬い大小の吹き出ものが多発することがありました。人に会うたびに心配され、ストレスはわずか数日にして、体にあらわれるものなのだと知りました。

30代から漢方の勉強をし始めて、かつて、おでこにできた赤いニキビは、悩んで生じた「熱」があらわれたもの、と悟ることになります。

吹き出ものやニキビは、**できる部位によってどんな不調から起こるものなのか、おおよそ察しがつきます。**例えば、おでこや眉間にできるニキビは、悩んだりドキドキしたりするとできやすい傾向があります。アゴのラインや鼻の下にできる吹き出物なら、ホルモンのアンバランスを反映していると考えられます。

こんなふうに、不調というのは自分でも知らないうちに顔にあらわれ、しかも、不調が出る場所や部位によって、体のどこが弱っているかを垣間見ることができます。そして、それらは何よりも、**体からあなたに向けて「わたしの不調はここですよ」と教えてくれているサイン**なのです。

顔を見て不調を推測するのは「望診」というテクニック。東洋医学の先人たちが、集積した経験則に基づく診断法のひとつです。

**望診の目的は、病気にはまだ至らない「未病」の段階で、セルフケアを行えるようになること**。そして「自分を大切にする」というあいまいな言葉を「習慣にできる実践法」としてお伝えするのが本書です。

体やこころの不調があったときは、自分の見えていない内臓からのサイン。どうか大切に拾ってあげてください。

# こころの病や気象病など、現代の病にも東洋医学が効く

「こころが病んでいる」「メンタルが弱る」そんな言葉をよく耳にするようになりました。

特に、若年層から中年層のメンタルヘルスの悪化は深刻な問題となっています。わたしの漢方相談のなかでも、こころに関わる悩みは増え続けています。

こころの病になったとき、「自分は今こころがとても弱っている」という自覚がある人もいれば、全く自覚していない人もいます。けれど、胸苦しさをおぼえる、呼吸がしにくい、走ってもいないのに動悸がする、急に眠れなくなるといった症状は明らかにこころからのサイン。体が反応して「このままでは良くないよ、立ち止まって考えて」と教えてくれているのです。

東洋医学は、この「**こころと体のつながり**」を**とても大切な手がかり**として、

**食や生活の仕方、ひいては、考え方や、生き方など見直そうとするものです。**

漢方薬は、抗うつ薬や向精神薬とはまったく違うアプローチなので、服用してすぐにこころの状況が改善されるものではありませんが、体本来の機能を正常化し整えるため、体にやさしく、症状が重くなる手前の人にとても有効です。

また、メンタルだけでなく、**アレルギーや気象病などの現代病にも漢方はよく効きます。**

具体的には、雨の日や台風が来る前の頭痛、寒暖差によるアレルギー、湿度が高いことによる体のだるさやむくみなど。これらの症状の共通点は女性に多く、胃腸のはたらきが弱い人に起こりやすいと考えられています。

こころと体にあらわれる症状を「自分の弱い臓器」と関連づけて考え、原因を見つめてゆく。薬に頼らず、自分なりの養生を見つけ、ケアできるのが東洋医学のすばらしさのひとつです。

## 自分の「弱み」を知り、「強み」にしてゆく

「予防医学」や、「未病」という言葉がありますが、ちょっとした不調の段階で自分自身を立て直すことができる、簡単に医療の力に頼らず依存しないということは、救急医療が逼迫《ひっぱく》しがちなこれからの時代、ますます尊いこととなるはずです。

それにはまず、「自分の弱み」を知ることが必要です。

病気や不調というものは、偶然に起こるものではありません。実は、**その症状の多くは、あなたの「弱いところ」を反映しています。**不調が起こると、人は本能的にその症状をすぐに消し去りたいと思うのは自然なことです。特に、生理痛や頭痛などの痛みは、鎮痛薬でその場を治めることが可能なので、つい常用してしまう人も多くいます。

けれど、不調が起こるたびに、その症状を消し去るだけの対処をしていると「こ

こがあなたの弱いところだよ」と体がせっかく教えてくれているのに、それを無視しているということになります。それでは不調の根本が解決されません。さらには、最初は軽く済んでいた症状が、徐々に深く根を張って拡がり、やがて大きな病気になってしまうかもしれません。

まずは、そのメッセージに耳を傾け、**体のどこが弱いのか？　どんなときに弱くなるのか？　どんなこころの状態のときに弱くなるのか？　どんな習慣、食生活がいけないのか？　そこにじっくり向き合うことが、「弱みを知る」の一歩**となります。

そして、弱みを分析し、自分に合った養生法を知る。そのことにより、大きな不調や病気につながるのを防いで対処ができるようになるということは、何よりもあなたの「強み」となるはずです。

他でもない、あなた自身の大切な体です。**自分自身を大切にすることは自分に自愛を向けること**。幸せな人生のために、あなたの弱みを知り、強みへと変えていきましょう。そのための手段として、本書を活用してほしいと願っています。

# 目次

## PART 2 自分の内臓タイプをチェックしよう

# PART 3 毎日の顔チェックでわかる不調のサイン

PART 4 五臓タイプ別 養生法



※本書は東洋医学での思想や病理を元に書いたものです。病気や病名の診断を行うものではありません。心配な症状がある場合は、医師や専門家の診断を受けてください。

【参考文献】
小山活一郎『舌の診かた』（医歯薬出版・2022年）
東 禹彦『爪は病気の警報機』（祥伝社・1997年）
貝原益軒『養生訓』（中央公論新社・2020年）
池田政一『素問ハンドブック』（医道の日本社・1980年）
阪口珠未『薬膳&漢方の食材辞典』（ナツメ社・2013年）
石川陽二郎『「脳が不快なこと」をやめれば健康になる』（サンマーク出版・2018年）
猪越 恭也『顔をみれば病気がわかる』（草思社・2004年）

STAFF
イラスト きじまももこ
デザイン・DTP 田山円佳
鄭ジェイン
石堂真菜実（以上スタジオダンク）
編集協力 渡辺有祐（フィグインク）
編集 別府美絹（エクスナレッジ）
印刷 シナノ印刷

PART

# I

# 不調と五臓のつながりを知ろう

数千年にわたり発展してきた独自の医学体系である
東洋医学では、こころと体の調和を重視します。
まずは体のさまざまな器官や組織と五臓の関係性を知り、
そのバランスを整えるきっかけをつかみましょう。
自分にはどんな不調が起こりやすいのか、
その傾向を知ることができます。

# 五臓の不調は顔に出る

## 生命を維持する五臓《ごぞう》五腑《ごふ》のはたらき

「五臓五腑」とは、わたしたちの生命活動を担う、大切な5つの臓と5つの腑のことです。

生きるために必要な「気《き》・血《けつ》・水《すい》」を生成貯蔵し、必要な場所に巡らせるはたらきをもつ「五臓」に対し、「五腑」は入口と出口がある「管」のようなカタチをしていて、飲食物を消化し、必要なエキス（精）を吸収、不要なもの（濁）を分別し排泄させるといったはたらきを担います。

**五臓は「肝《かん》・心《しん》・脾《ひ》・肺・腎《じん》」**、それに対応する**五腑は「肝⇕胆《たん》・心⇕小腸・脾⇕胃・肺⇕大腸・腎⇕膀胱」**で、五臓と五腑は主従関係にあります。

また、五臓のはたらきは意識や認知、感情などの精神活動も担い、相互に助けあい、抑制しあう関係性で、西洋医学で言う臓器のはたらきとは似て異なり、その概念よりもさらに広い機能を指します。そのため五臓五腑をケアすることは、体の不調だけでなくメンタルケアにもつながるのです。※五臓五腑のことを本書では「五臓」と短縮して、お伝えしてゆきます。

こころと体はつながっている「心身一如《しんしんいちじょ》」と言われる東洋医学のゆえんです。

# 毎日の顔チェックで自分を知る

この五臓がすこやかに機能する状態を目指すのが、わたしたちの日々の健康管理の基本になります。健康診断で指摘されるか自覚症状がない限り、どの五臓に不調があるのか自分では気づけないものですが、**顔を見ることでどこに不調があるのかがある程度わかります。**顔色はもちろん、目や口、髪や舌など、五臓やこころの不調は顔まわりにある部位にあらわれてくるのです。

詳しくは3章で解説しますが、たとえば「目」。疲れ目や視力低下などは実は「肝」からのサインです。疲れ目は目を酷使したから、視力低下は老化のせいなど、表面にあらわれた不調だけを受け取りがちですが、五臓の不調を疑うべきなのです。

また、目にサインがあらわれたからといって、肝だけがとりわけ不調なわけではなく、五臓は相互で作用しあう関係でもあるため、心や脾などにも影響していると東洋医学では考えます。

まずは体からのサインをしっかりとキャッチして、自身のこころや体の状態を見直すきっかけとしましょう。

# 五臓と感情の関係

## こころと体は相互に作用する

「こころに起きることはすべて体に影響し、体に起きることもまたこころに影響する」。西洋医学の父と言われる古代ギリシャの医師・ヒポクラテスの言葉ですが、東洋医学でも「心身一如」という言葉があり、こころと体はつながっていると考えます。

ストレスが加わったり、メンタルの不調を感じたりすると、さまざまな感情や症状となってあらわれます。悲しい、イラつく、怖い、ドキドキする、など。その感情をひもとくと、自分の弱っている体の状態が見えてきます。

「怒り」「喜び」「思い悩む」「憂い」「悲しみ」「驚き」「恐れ」という7つの感情は、五臓から生まれたものと考え、五臓のはたらきが正常であれば、人の精神活動も正常になると考えます。

肝《きも》がすわる、幼児が怖いとお漏らしをしてしまう（膀胱）、緊張が続くとお腹（大腸）がゆるむ、というような現象があるように、五臓や五腑と感情はつながっているのです。**五臓の弱りは、対応する感情の不調であり、また、感情が弱ると、対応する五臓も不調になる**のです。

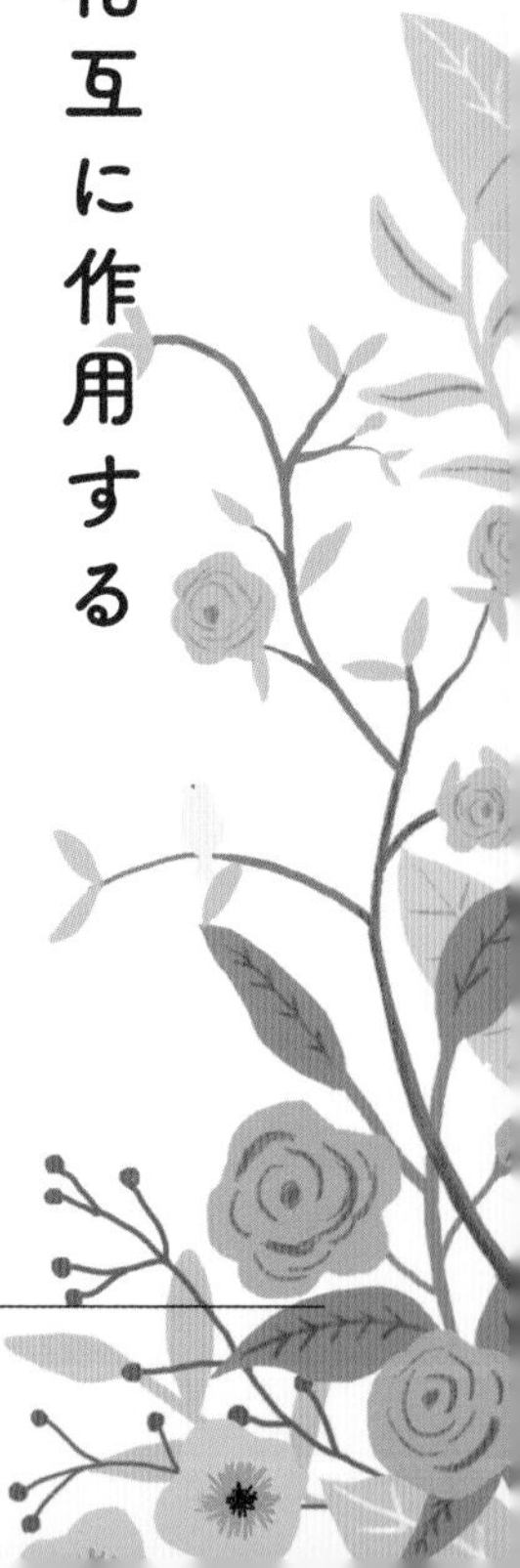

## 五臓五腑の関係図

- 肝臓病
- 筋肉の張り
- 不眠症
- 更年期障害
- 自律神経失調症
- 疲れ目、かすみ目
- 生理不順
- 情緒不安定
- 痔
- イライラ

- 高血圧
- 不安感、焦燥感
- 動機、息切れ
- 不眠、多夢
- 不整脈
- 脈の異常

- 無気力
- 不眠症
- 認知症
- 心筋梗塞

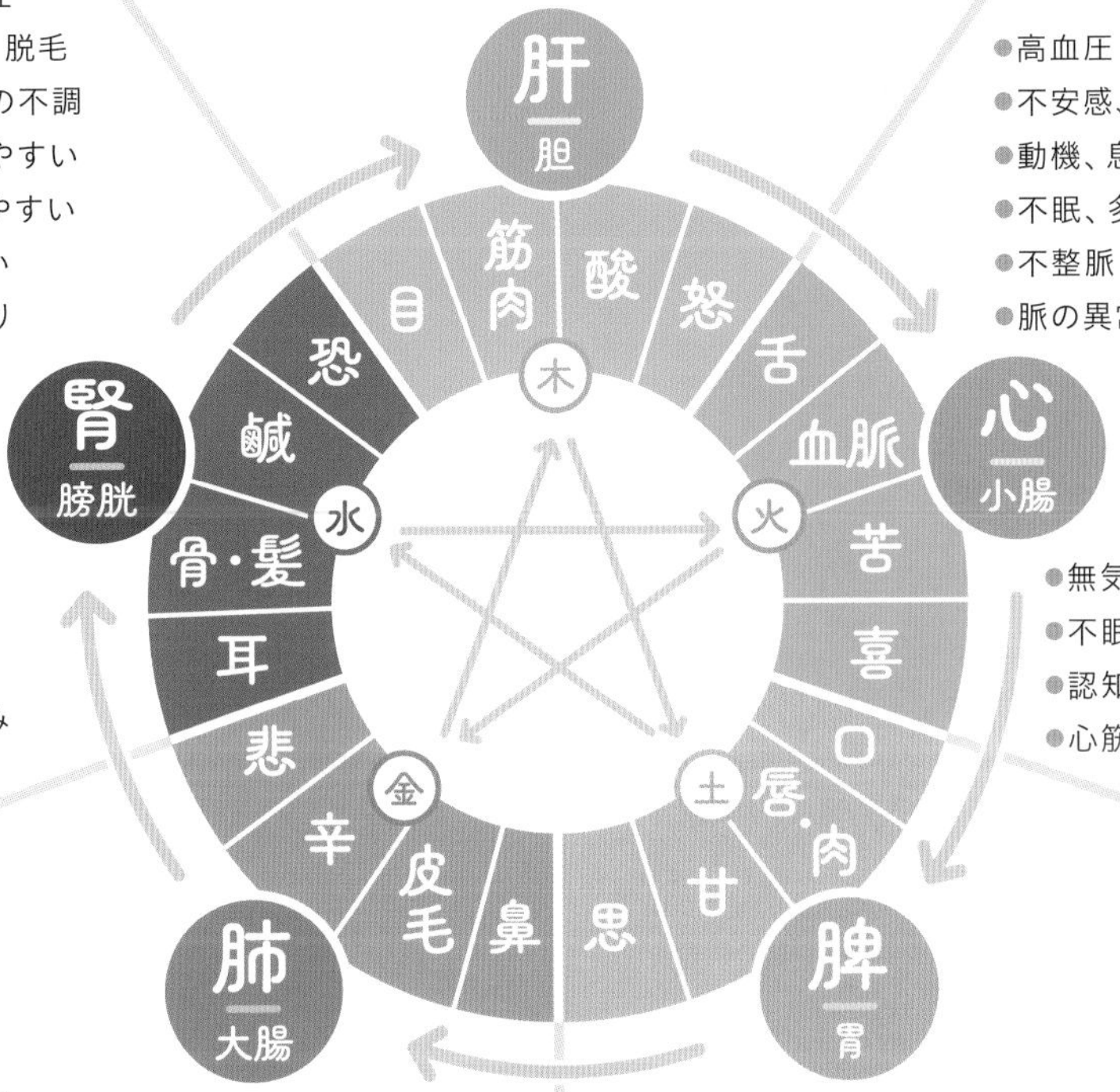


- 食物アレルギー
- 慢性下痢
- 便秘
- 四肢のだるさ
- 思い悩みやすい
- 貧血
- 胃腸病
- 低血圧
- 口内炎
- 食欲不振

- 咳、痰
- 副鼻腔炎
- 気管支炎
- 扁桃腺炎
- アレルギー
- 皮膚病
- 汗をかきやすい
- カサカサ肌
- 免疫力の低下
- 悲しくなる

- 冷え性
- 白髪、脱毛
- 足腰の不調
- 恐れやすい
- 驚きやすい
- めまい
- 耳鳴り
- 頻尿
- 寝汗
- むくみ

自然と調和し生きる

# 季節と五臓の関係

## 季節によって不調になる部位がある

東洋医学では、人も含め自然界の万物は5つの要素に分類できると考えます。人と自然の関係性を示した思想、哲学を五行説と言い、「行」は「巡る」という意味をもち、人も自然も止まることなく変化して巡り続けるものとしてとらえられています。

「五行」は木・火・土・金・水の5つの自然元素に分けられ、五行に対応する季節が、春、夏、長夏《ちょうか》、秋、冬の「五季《ごき》」を表します。夏は南、冬は北など、五行と関係の深い方角が「五方《ごほう》」。「五気《ごき》」は季節を象徴する外気のことを指します。**「五臓」と「五腑」は、季節によって不調があらわれやすい体の器官があり、その部位が「五官《ごかん》」や「五体《ごたい》」です。**五臓が不調を感じたときに欲したり、取り入れるとよい味が「五味」です（P.20参照）。

例えば、「木」が成長し始める「春」は、「肝」のはたらきが活発になり、「目」や「筋肉」が弱って、充血や肩こりが起こりやすくなる。「青や緑色」の山菜や野菜を食べ、血液を解毒し、体が弱ったときは少し「酸味」を取り入れるといったように、すべてはつながりのなかで生きているのです。そのつながりに調和することが、不調を整えるカギとなります。

## 春

春は古いものを脱ぎ捨て、心身ともに解毒するにふさわしい季節。また、感情が高ぶりやすい季節でもあります。内にある生命力も少しずつ外に向かう時季なので、陽気のパワーを吸収して、新しいことを計画してみるのもいいでしょう。

## 夏

夏は陽気が一年で最も高まり、万物が茂り花咲き実る時季。特に、仕事は朝型にシフトするとよい時季です。夏は体をクーラーで冷やされたうえに、冷たい飲食の摂取も多くなるため、内臓が冷えて血流不足になりがちです。

## 長夏

長夏とは、梅雨どきと、夏の土用から9月中旬頃までの湿度の高い時季のことを指します。湿度に加えて、暑さも相まって、体力が一年で最も消耗しやすく、いわゆる夏バテもこの時季。胃腸に余分な負担をかけないようにしましょう。

## 秋

咲いていた花が結実し、翌年のために生命力を種の中に収める秋。今まで外へと活発に向いていた「気」の流れも内向きになり、少しもの悲しさや憂いを感じやすい頃ですが、そこに気持ちを寄せ過ぎず、穏やかな心もちですごしましょう。

## 冬

冬は収穫物を蔵に閉じ込め、冬ごもりに備えるように、寒さから身を守り、保温し、睡眠時間をたっぷりとって、静的に過ごすのが理想。向かう春へのエネルギーをたくわえるべく、温かい食材を取り入れるようにしましょう。

すべてのつながりを知る

# 五行色体《しきたい》表

| 人体 | | | | 自然界 | | | | |
|---|---|---|---|---|---|---|---|---|
| 五体《ごたい》<br>体を構成する主要な要素 | 五華《ごか》<br>五臓の変調があらわれる部位 | 五志《ごし》<br>五臓に変調が起きた際の感情 | 五液《ごえき》<br>五臓が病んだ際の分泌液 | 五季《ごき》<br>五臓が属する季節 | 五気《ごき》<br>五行に対応する気象 | 五味《ごみ》<br>五臓が変調したときに好む味 | 五色《ごしき》<br>五臓に変調が起きた際の皮膚の色 | 五方《ごほう》<br>五行に対応する方角 |
| 筋 | 爪 | 怒 | 涙 | 春 | 風 | 酸 | 青 | 東 |
| 血脈《けつみゃく》 | 面色《かおいろ》 | 喜 | 汗 | 夏 | 暑 | 苦 | 赤 | 南 |
| 肌肉《きにく》 | 唇 | 思 | よだれ | 長夏《ちょうか》 | 湿 | 甘 | 黄 | 中央 |
| 皮膚 | 皮毛《ひもう》 | 悲（憂） | 鼻水 | 秋 | 燥 | 辛 | 白 | 西 |
| 骨 | 髪 | 恐（驚） | つば | 冬 | 寒 | 鹹《かん》（塩辛い） | 黒 | 北 |

下の表では、五行と万物の関係がわかります。自然はもちろん、
わたしたちの体を構成する部位や感情にいたるまで五行に分類できます。

| | | 人体 | | |
|---|---|---|---|---|
| 五行 | 行動指針 | 五臓《ごぞう》<br>五行に対応する臓器 | 五腑《ごふ》<br>五臓に対応する腑 | 五官《ごかん》<br>五臓の病気があらわれる部位 |
| 木 | 春は陽気のパワーを受けて、活動的に過ごす | 肝《かん》 | 胆 | 目 |
| 火 | 汗のかきすぎによる心の消耗に注意 | 心《しん》 | 小腸 | 舌 |
| 土 | 夏の脾胃の養生が、冬の健康を左右する | 脾《ひ》 | 胃 | 口 |
| 金 | 肺は乾燥に弱いので、潤い対策を心がける | 肺 | 大腸 | 鼻 |
| 水 | 冬は暖かくして、心穏やかに過ごす | 腎《じん》 | 膀胱 | 耳 |

血液をたくわえ支配する

# 「肝《かん》」のはたらき

## 血液を貯蔵し情緒を安定させる

肝《かん》の2大機能として、「蔵血《ぞうけつ》」と「疏泄《そせつ》」があります。臓血とは、全身に送る血液の配分を調整し、貯蔵することです。この血液の原料になるものは、わたしたちが食べたものです。それが**脾で消化吸収をされ、気血水を作り出し、肝が全身に届ける調整をする**というわけです。また、肝は血液の解毒や浄化も行っています。肝のはたらきが乱れると、きれいな血液を全身におくることができず、月経痛や肩こりなどの痛みが起こりやすくなります。肝のはたらきがあらわれやすい場所は、目や筋肉です。これらは肝からの血液が充足されて、機能するからです。

いっぽう「疏泄」とは、「気」が全身に流れるように調節するはたらきのこと。**気が全身にスムーズに流れ、調整がうまくいっていると、情緒は安定し、臓腑や器官も正常に活動します。**このはたらきは全身の生理活動に影響するため、肝の不調は、ほかの臓器へも影響します。

肝と対応する五腑は「胆」です。胆は消化を助け、肝を支えていますが、疏泄がうまくいかないと、気が滞ってイライラしたり、怒りを感じると胃腸の不調が起きたりするのは、肝と胆が密接につながっているからなのです。

## 肝の主な機能

血液を貯蔵する

血液の配分を調整し浄化する

感情や情緒を安定させる

自律神経系の調整をする

胆とともにはたらき、消化を促す

「胆」「筋」「目」とつながりが深い

**五行との関わり**

五行は「木」。草木が成長し、広がるような性質が属します。感情は「怒」に関わっています。

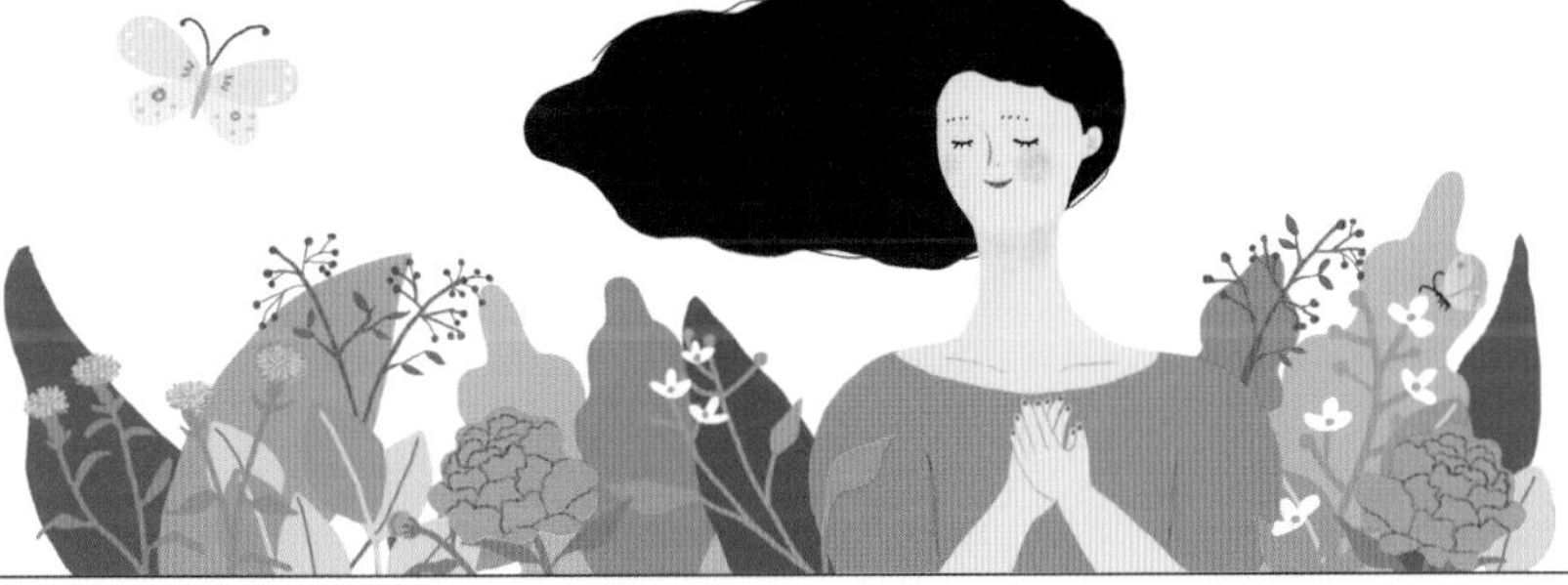

感情の高ぶりが起きやすくなる

# 肝の不調による自覚症状

## 血液の不足で婦人科系にも影響

「婦人の先天は肝」と言われ、月経によって血液が毎月失われることによって、より肝血《かんけつ》（肝の血）の不足を起こしやすくなっています。東洋医学的な「血液」は、精神や情緒を安定させるはたらきも含むので、**肝血が不足することによって、怒りやいら立ち、涙もろさ、眠りの浅さといったこころの不調が出やすくなるのです。**

特に月経前後の肝血不足は、月経量の少なさにつながることや、その流れの悪さからうっ血が起こると「瘀血《おけつ》」が生じ、月経血のかたまりや月経痛が起こりやすくなります。

ほか、肝血の不足は、筋肉、目、爪、髪にもあらわれやすく、こむら返りがよく起きるという人は、足の筋肉の血流が不足をしているということ。「血液は気を動かし、気は血液を動かすもの」です。血液が動かないと気も停滞し、さらにイライラしてお腹が張ったり、食欲にむらが生じ、飲食物の消化も悪くなってしまいます。

また、「わたしは自律神経失調症？」と思っている人に、肝の不調タイプが多く見られます。

## 肝の不調を示す自覚症状チェック

□目の疲れや充血がある

□肩がこりやすい

□筋肉のけいれんや足がつる

□爪が弱い、もろい

□食欲にむらがある

□冷え症

□月経不順

□情緒不安定になる

□イライラしたり怒りっぽい

□肝斑《かんぱん》がある

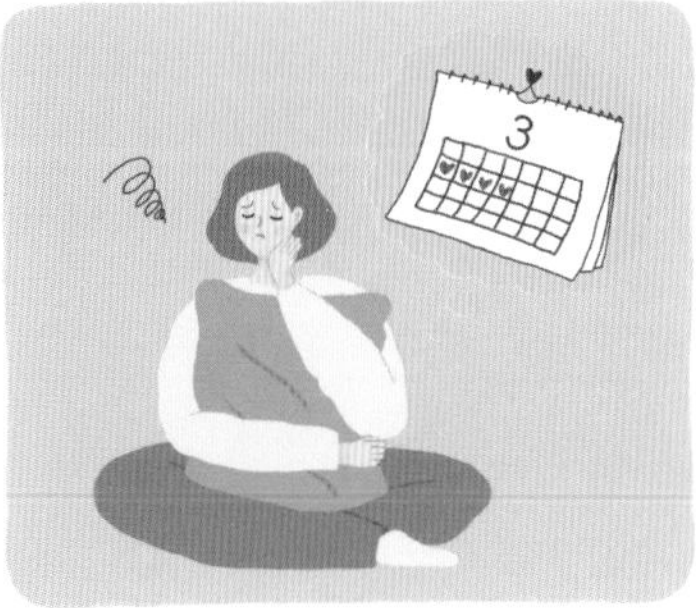


## 肝への愛を

血液をたくわえ、配分するのが肝のはたらきですが、月経前になるとイライラしたり、抑えられないほどの怒りや攻撃的になってしまう。そんな月経前のこころの症状を東洋医学的に見ると、血液の配分が子宮に優先されてしまい、こころを潤すほどに足りていないのです。血液は女性ホルモンも運ぶので、肝血が不足すると、ホルモンも運べず月経不順などの不調が起きてしまいます。血液をたっぷりたくわえることは、女性ホルモンも安定させるということなのです。

# 「心《しん》」のはたらき

## 血脈を支配し精神活動をつかさどる

心《しん》の主なはたらきは、西洋医学的な心臓のはたらきと同じく、心のポンプで血液を全身に運び循環させることです。この血液は、肝でたくわえられたものを受けとって循環させますが、その血液の通り道のことを「血脈《けつみゃく》」と呼び、血脈を通して、大切な栄養や酸素が運ばれます。

また、心は、五臓のはたらきを統括するリーダーとも呼ばれています。それは**生命を維持するだけでなく、意識、思考、認知機能といった、脳のはたらきと同じような高次な役割も担っている**からです。そのため、心のはたらきが安定していれば、血圧や心拍に乱れが出ず、精神的にも落ち着き、思考、判断力や認知機能がしっかりとしています。

心の状態は顔や舌にあらわれやすく、恥ずかしさで顔が赤くなったり、ストレスを感じると舌先が赤くなったりと、心の様子を反映します。

心と共にはたらいている腑は「小腸」です。小腸は消化を助ける腑ですが、脾胃から送られてきた荒い栄養素をさらに精査し、血液に必要な「精（エキス）」を取り出して「濁（不要なもの）」を老廃物へと振り分け、心を助けます。

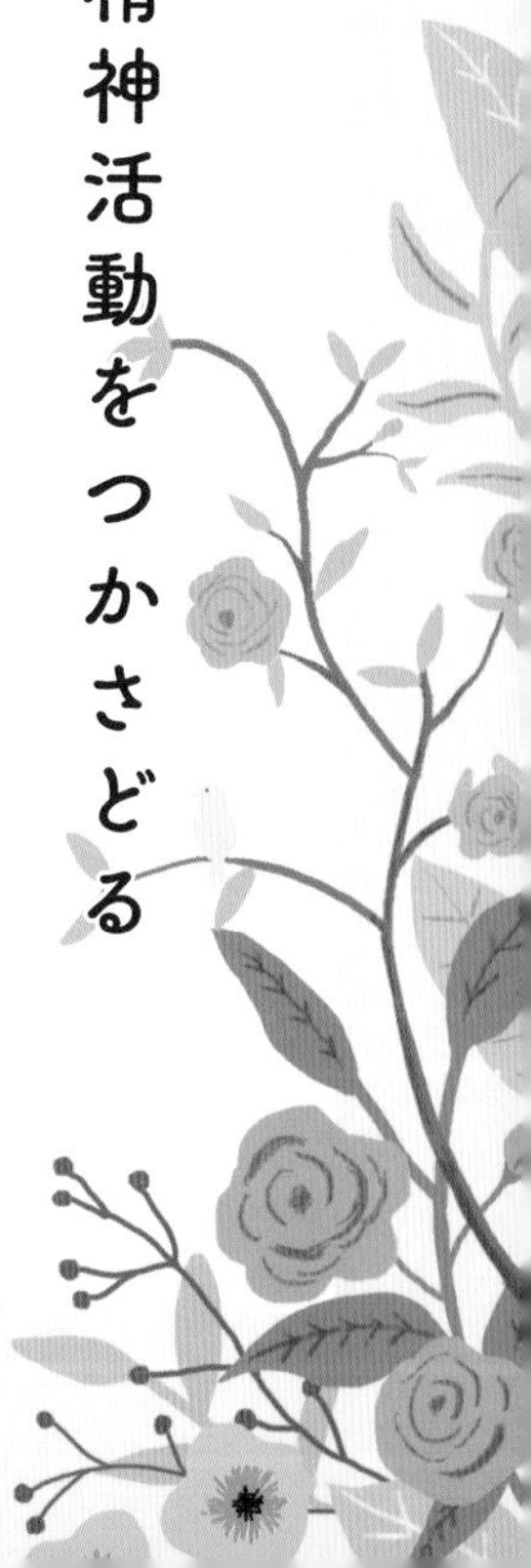

## 心の主な機能

血液を全身に
循環させる

小腸とともに
血液を作る

意識、思考、認知など、精神活動を
コントロールする

五臓のはたらきを
統括する

「小腸」「血脈」「舌」と
つながりが深い

**五行との関わり**

五行は「火」。炎のように温かく上昇する、明るい性質のものが属します。感情は「喜」に関わっています。

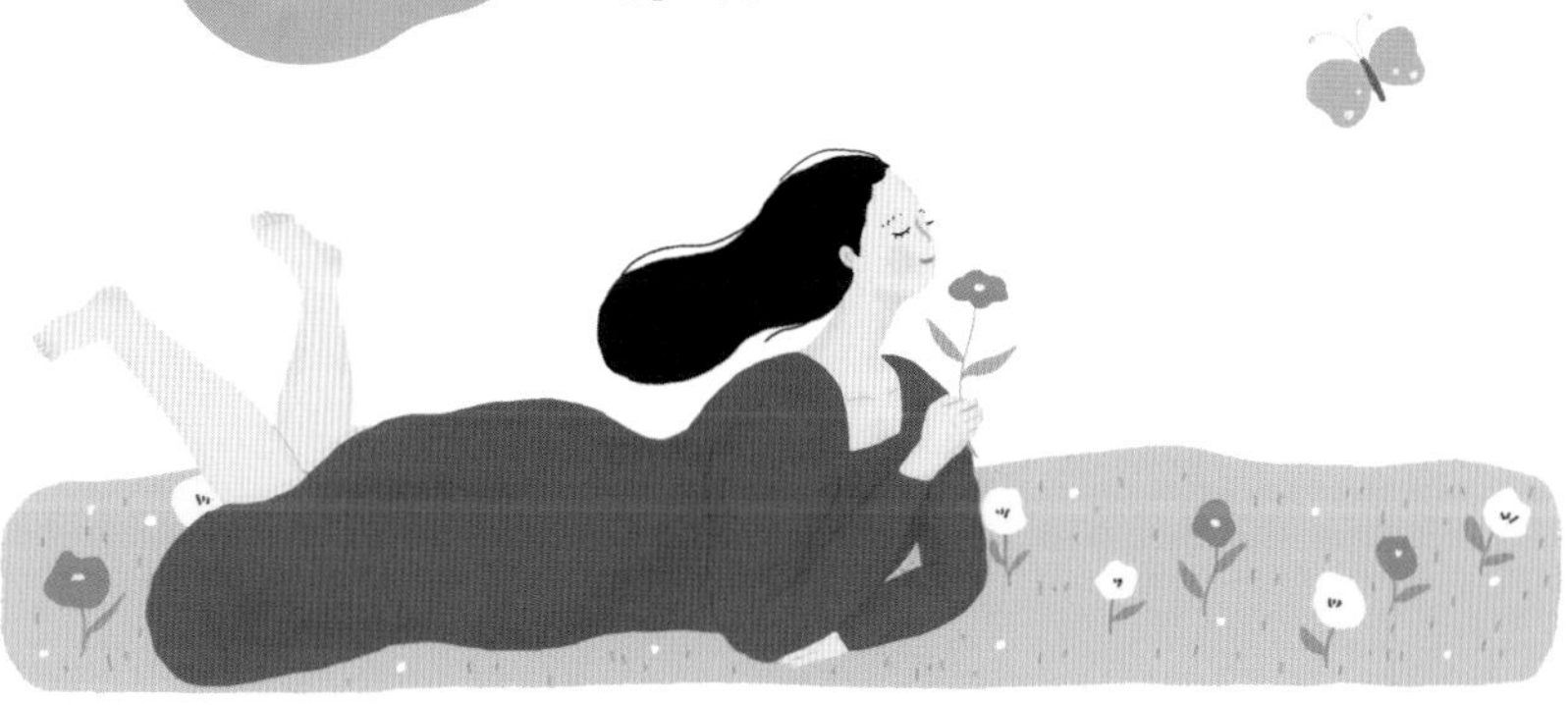

メンタルの状態を左右する

# 心の不調による自覚症状

## 精神状態と深く関わっている

**心のはたらきは、脳とつながっているため、メンタルの状態も左右します。**心が循環させる気や血液が不足すると、ちょっとしたこころの動き、ストレス、不安、心配ごとでも動悸が起きたり、焦りやすくなったりと、こころが休まりません。眠りが浅くなったり、夜中に何度も目が覚めることが多くなり、寝汗もかきやすくなります。その影響がさらに心を消耗させ、全身の状態を悪化させてしまいます。

この心血不足の状態がさらに続くと脳に栄養が届かず、集中力が低下したり、物忘れが多くなったり、記憶力の低下を起こし、認知機能にも影響が及んできます。

心の不調の自覚症状で多いものは、動悸や不整脈、高血圧などです。これらの病気は遺伝的な要素があるものの、こころと脳のはたらきはつながっているため、ストレス状態や過労が続くと、より発症しやすくなります。特に、ストレスを受けやすい働き盛りの男性は、30代後半から高血圧を発症する場合もあり、注意が必要です。

## 心の不調を示す自覚症状チェック

- □動機や息切れがある
- □汗をかきやすい
- □血圧が高い、または低い
- □のぼせ
- □眠りが浅い、夢をよく見る
- □呼吸が浅い
- □寝言やうわごとを発する
- □物忘れが多い
- □手足がむくむ
- □顔色や頬が赤い

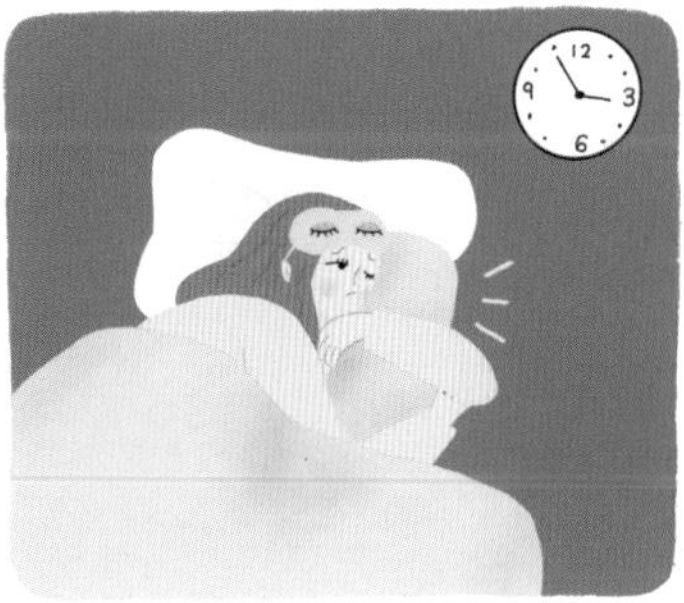

## 心への愛を

息《いき》がしにくい、胸がザワザワする、圧迫感や動悸などがあるとき、多くの人が胸や心臓の辺りに手をあてるように、「心」は心機能だけでなく、意識や思考、精神活動も担う、「こころ」がある場所でもあります。こころのサインを気のせい、たまたまと見過ごさず、怖さを感じるもの、無理をしていること、ネガティブなニュースや対人関係、不快な音やにおいなどから、いっときでも遠ざかること。「こころ」を守ることが健康でいられることにもつながるのです。

気血水を生み出して全身に運搬

# 「脾《ひ》」のはたらき

## 消化や吸収、代謝を行う

「脾《ひ》」という言葉は、脾臓《ひぞう》を想像させるかもしれません。しかし、東洋医学における脾は、「脾は運化（消化と運搬）をつかさどる」と言われ、胃腸や膵臓など、消化や吸収を行う臓腑のことを指します。

**脾は、食べたものを消化、吸収し、その栄養や水分から「気・血・水」を生み出します。そして、五臓に運搬し、活動のための生命エネルギーを作りだすはたらきを担います。**

口からものを取り入れるという行為は、生命エネルギーという「気」を補充するということ。人は生まれてから生涯、後天的にこの気を補充し続けるので、脾で作られる気のことを「後天の気」とも呼びます。

この脾や胃のはたらきを守るのは、ほかでもない暴飲暴食を避けることです。ほかの五臓にくらべると、脾は普段の食養生で、病気を遠ざけることもできるのです。

脾のはたらきが良く、十分に気血を作り出すことができる人は快活でエネルギッシュ。反して、脾の消化、吸収が悪く、少ししか食べられない、お腹がゆるくなってしまう人は、気血を十分に作り出せず、疲れやすいと言えます。

## 脾の主な機能

胃と共にはたらき、
飲食物の消化吸収を行う

内臓の下垂を防ぐ

血液を血管内から漏らさないようにする
（不正出血を防ぐ）

気血水を生み出し、
全身に運搬する

「胃」「肌肉《きにく》」「口」と
つながりが深い

**五行との関わり**

五行は「土」。物事を生み出し育む豊かな性質のものが属します。感情は「思」に関わっています。

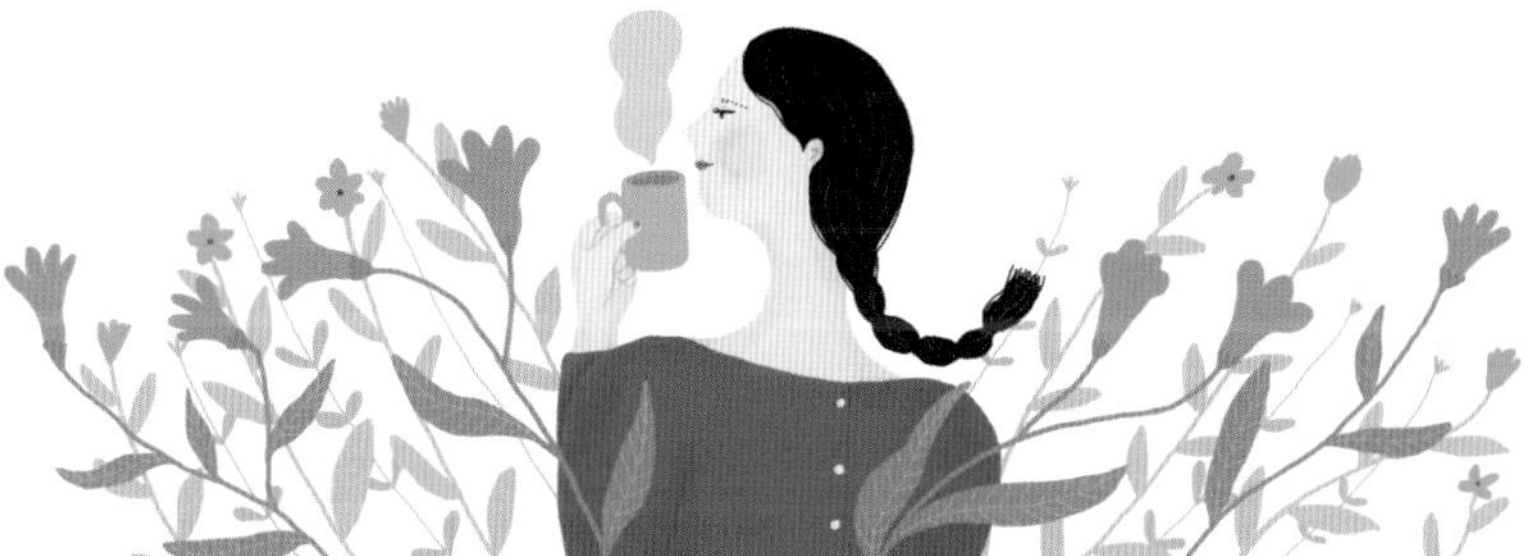

気力にも影響する

# 脾の不調による自覚症状

## 冷えや筋力にも関わる

食べ物がおいしく、食べたら活力が出る！　そんなシンプルなことが脾胃のすこやかさのバロメーター。脾胃の不調により、食べたものを消化、吸収する力が落ちると、気・血・水を充分に作り出せなくなるので、体がむくみやすくなり、だるさや疲れを感じやすく、気力も低迷します。

特に、脾は「湿」を嫌うので、湿気の多い梅雨時はつめたいものを過剰に摂取すると、さらに脾のはたらきが低下してしまいます。

脾は、気血を巡らせることによって体を温めて筋肉を潤すので、脾の気血不足は、冷えや筋力の低下にもつながります。

慢性的に軟便や下痢気味の人は、脾胃のエネルギーが低下しているので、食の内容や食べかた、その他の影響を考える必要があります。とにかく脾胃に負担をかけないことです。

また、**脾胃は、血管内から血液を漏らさないようにするはたらきがある**ので、脾胃が弱ると、月経がだらだらと続いたり、不正出血や皮下の内出血が起きやすくなります。

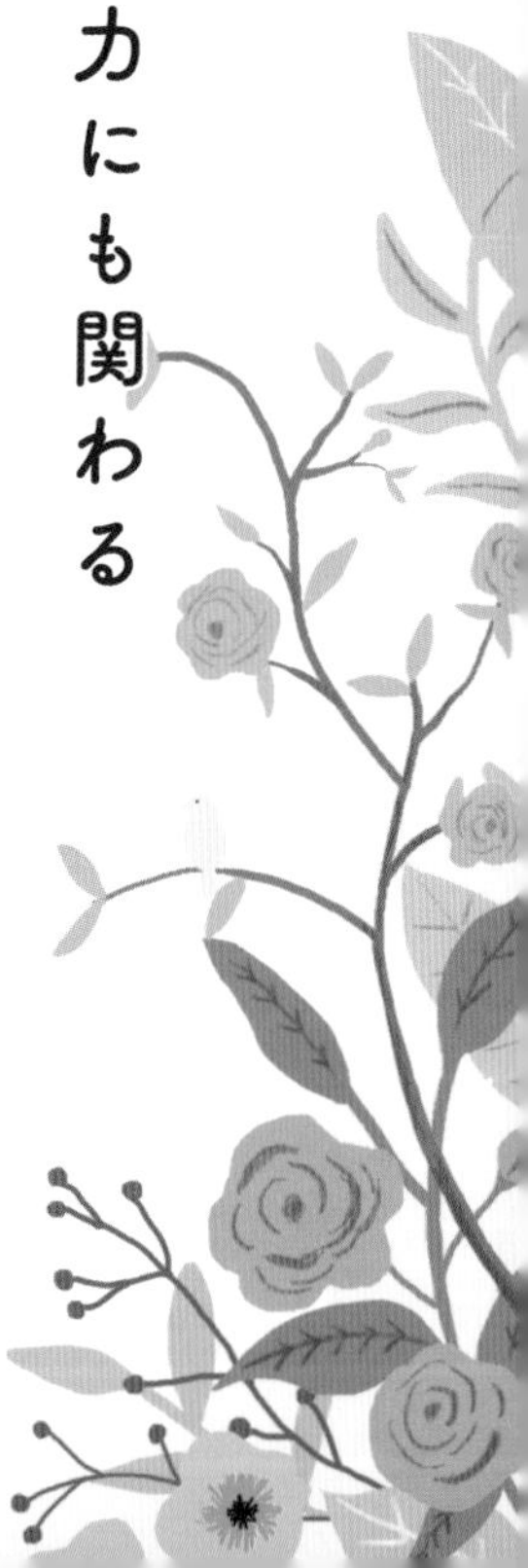

## 脾の不調を示す自覚症状チェック

- □胃もたれがある
- □軟便や下痢が起こりやすい
- □胃下垂、内臓下垂がある
- □食後眠くなりやすい
- □冷えやすい
- □疲れやすい、だるさを感じやすい
- □口内炎や口角炎（唇の端の切れ）ができやすい
- □口のまわりに吹き出ものができやすい
- □不正出血や皮膚のアザ（内出血）が起きやすい
- □低気圧頭痛が起きやすい

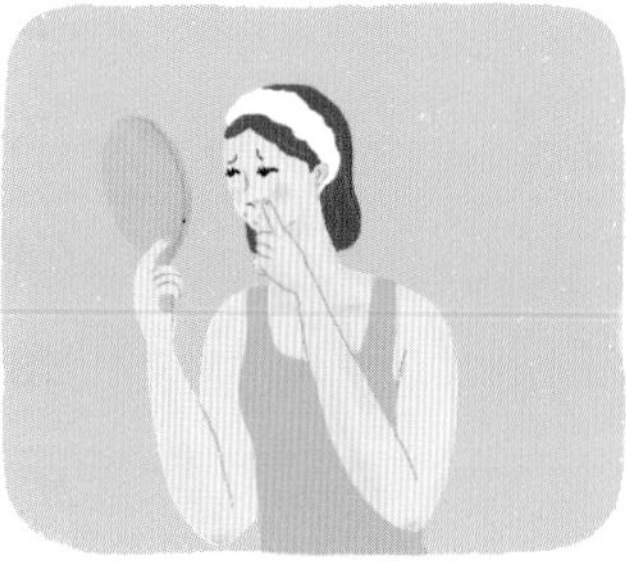

### 脾への愛を

食べるという行為は、空腹を満たすだけでなく「こころ」を満たすためのものでもあります。それに狂いが生じると、過食やストレス食いとなり、後に残るのは罪悪感や苦しさです。食べることは副交感神経優位になり、いっときのリラックスになるので、ストレス時はつい食べることに走ってしまうのです。受け入れて消化し、はたらき続ける脾にも限界があります。現代において、空腹の時間を意識して作ってあげることが必要なのです。

呼吸を支配し防衛バリアを張る

# 「肺」のはたらき

## 栄養分と水分で「衛《え》気《き》」をつくる

肺の主なはたらきは、呼吸によってきれいな空気（清気）をとり込み、脾から受けとった栄養分や水とあわせて「気」を作り、汚れた空気を排出することです。この気は、ウィルスや細菌といった外から入り込んでくる外敵から肌表面を覆い、バリアを張って防衛します。これを「衛気」と呼び、西洋医学的な免疫のようなはたらきをします。

また、肺は気のバリアをしっかり張るために、水を各所に巡らせるはたらきも担っています。毛穴を調整して汗の量を調整したり、肺と関係の深い、皮膚や、鼻、喉、気管支に潤いを与えることで、乾燥を防ぎ、外敵からの防衛力をさらに高めます。このように、肺は水の潤いが必要な五臓ですが、水があり余りすぎても代謝できず、むくみが出たり、鼻炎やアレルギー、花粉症といった症状が起こります。

肺と共にはたらく腑は「大腸」です。大腸には免疫に関連する細胞がたくさん集まっており、肺は表面からの防衛、大腸は内側からの防衛を行います。大腸は皮膚ともつながっていて、敏感肌や皮膚トラブルが出やすいのは、免疫を守る大腸のはたらきと、潤いを保持する肺のはたらきが大きく関わっていると考えます。

## 肺の主な機能

呼吸によって空気を
取り込み、排気を行う

「大腸」「皮膚」「鼻」と
つながりが深い

水分代謝をコントロールし、汗の調整や、
潤いを保持する

空気と栄養、水分を合わせて
気（衛気）を作り、免疫を守る

**五行との関わり**

五行は「金」。堅いものが変化し、収れんする性質のものが属します。感情は「悲」「憂」に関わっています。

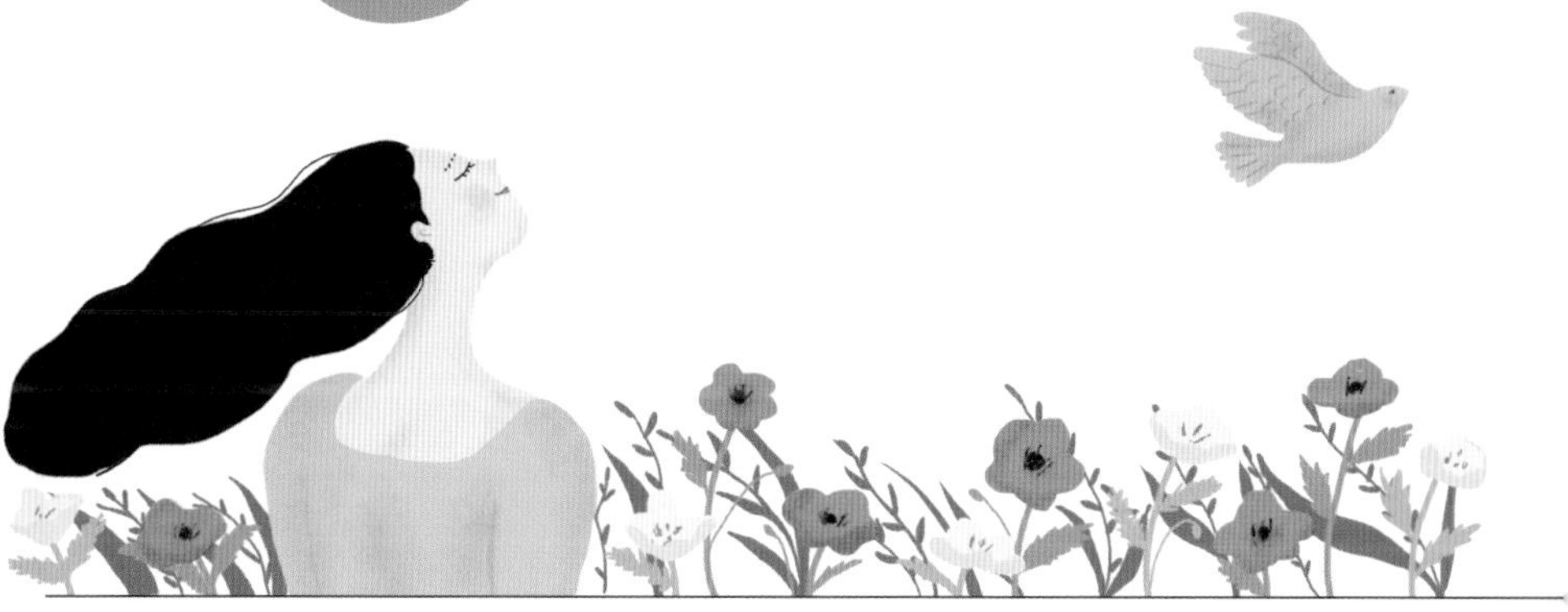

咳や喉の不調を引き起こす

# 肺の不調による自覚症状

## 肺の乾燥はお通じにも関わる

鼻、喉、気管支は、肺へとつながる器官です。現代人に多いアレルギー性鼻炎や気管支ぜんそく、長びく咳や喉の不調は、肺の機能が弱っている状態です。

また、肺は皮膚とつながっているため、肺のはたらきが低下すると、肌表面をバリアする力が落ち、風邪やウィルスが侵入しやすくなってしまい、感染症にもかかりやすくなります。

肺は水を全身に運び、潤いを守っています。特に、秋からは外気が乾燥し、肺が弱りやすい季節です。肺が巡らせる水が不足すると、喉や皮膚、粘膜が乾燥するので、皮膚の痒みや、喉、鼻、目の粘膜の乾燥にもつながります。

同じように、便がコロコロと硬くなったり、便秘がちになるのは、肺とつながっている大腸にも水の潤いがなくなり乾燥しているからです。逆に、水が過剰でも「湿《しつ》」が溜まり、むくみ、鼻水や蓄膿《ちくのう》、のどにへばりつく痰からの咳、喘息といった症状が起きやすくなります。

## 肺の不調を示す自覚症状チェック

□鼻水、鼻詰まりがある

□喉や気管支が弱い

□アレルギーがある

□肌が乾燥する

□風邪をひきやすい

□皮膚炎や蕁麻疹《じんましん》が出やすい

□口で呼吸していることが多い

□鼻まわりに吹き出ものができやすい

□コロコロ便、便秘ぎみ

□むくみやすい

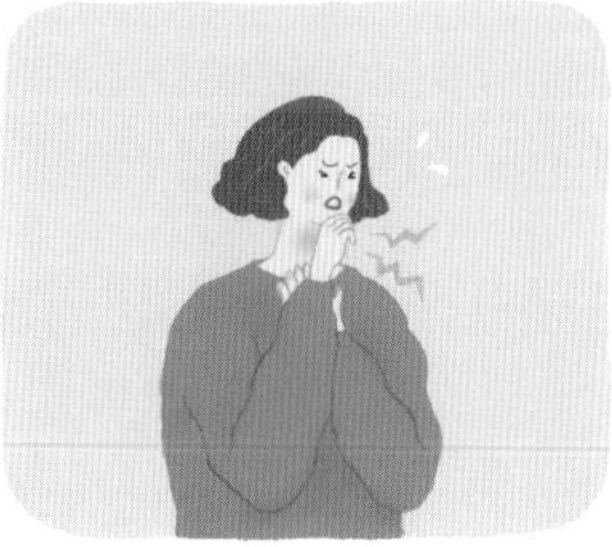



## 肺への愛を

肺が元気な人は、衛気というバリアの力がしっかりしています。この気のバリアは、外から侵入してくるさまざまな「邪《じゃ》」に対して身を守ってくれるのですが、人間関係においても、この気がしっかり張れていれば、苦手な人と会わねばならないときや、ここ一番頑張るときもネガティブな気に左右されず、ブレずに自分らしさを保持することができるのです。肺のために、深呼吸を深くして「気合い」のスイッチを体に入れましょう。

生命エネルギーの源となる

# 『腎《じん》』のはたらき

## 老化を遅らせ若々しさを保つ

「水」をつかさどる腎《じん》は水分を吸収し、全身の各臓器に巡らせ、不要な水分を膀胱へ送り尿として排泄させるはたらきがあります。また、西洋医学的な腎臓の機能と同じく、血液をろ過し尿を作っており、浄血を行う役割も担っています。

腎は、生涯にわたって消費してゆく重要な生命エネルギーを、両親から受け継ぎ、生まれながらにしてたくわえています。例えると「生命の貯蔵庫」のようなもの。

この生命エネルギーのことを「先天の気」と言い、人の成長や生殖、若々しさ、老衰の状態はこの先天の気の増減に大きく影響を受けます。

小児の発育や、卵巣、精巣のはたらきも腎が担っていて、年齢不相応に老化が進んでいるような状態は腎のエネルギーが低下していると考え、その様子は「髪」が反映すると言われます。つまり、髪の毛量や艶やかさは腎のエネルギーが充実しているあらわれです。

ほか、腎のはたらきは、膀胱、骨、骨髄、歯、耳ともつながっています。

このように、**腎のはたらきは泌尿器のみでなく、生まれてから老いるまで人の一生を左右するエネルギーを保持している五臓**なのです。

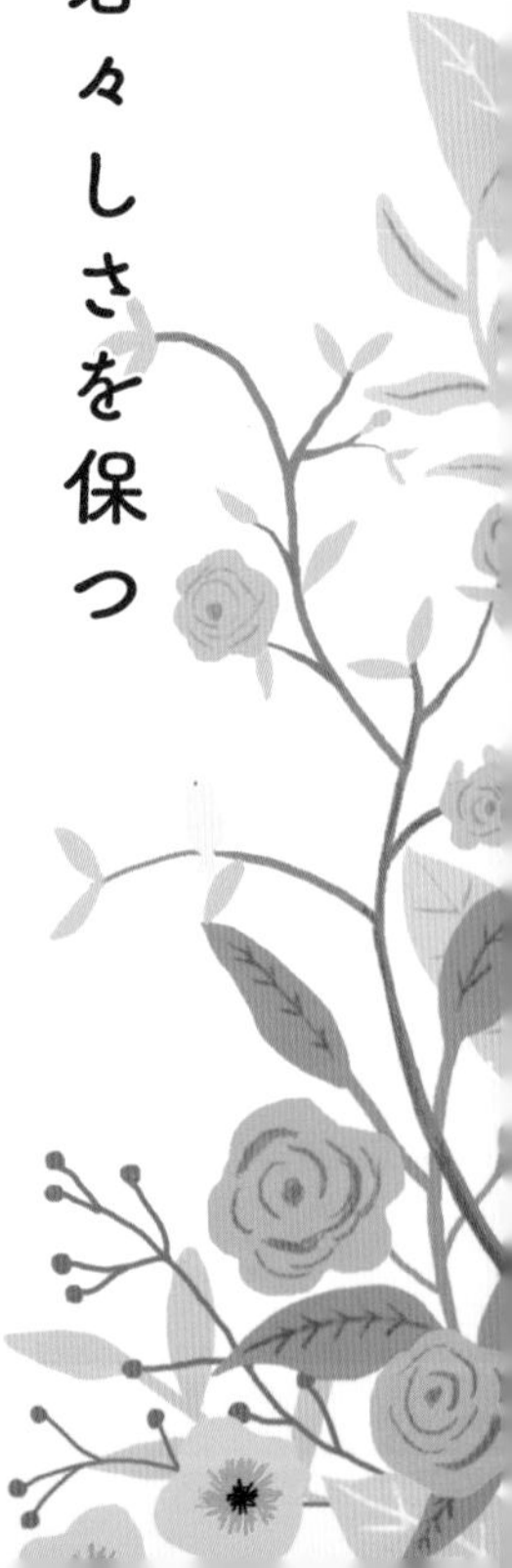

## 腎の主な機能

生命エネルギー（先天の気）をたくわえる

体内に水分を散布し、潤わせる

血液を浄化し、尿を作り老廃物として排泄する

発育や成長、老化と関わり、生殖機能を支える

陽気を巡らせ体を温める

「膀胱」「骨」「耳」とつながりが深い

### 五行との関わり

五行は「水」。熱を冷ましたり、潤したり、上から下に流れる性質のものが属します。感情は「恐」に関わっています。

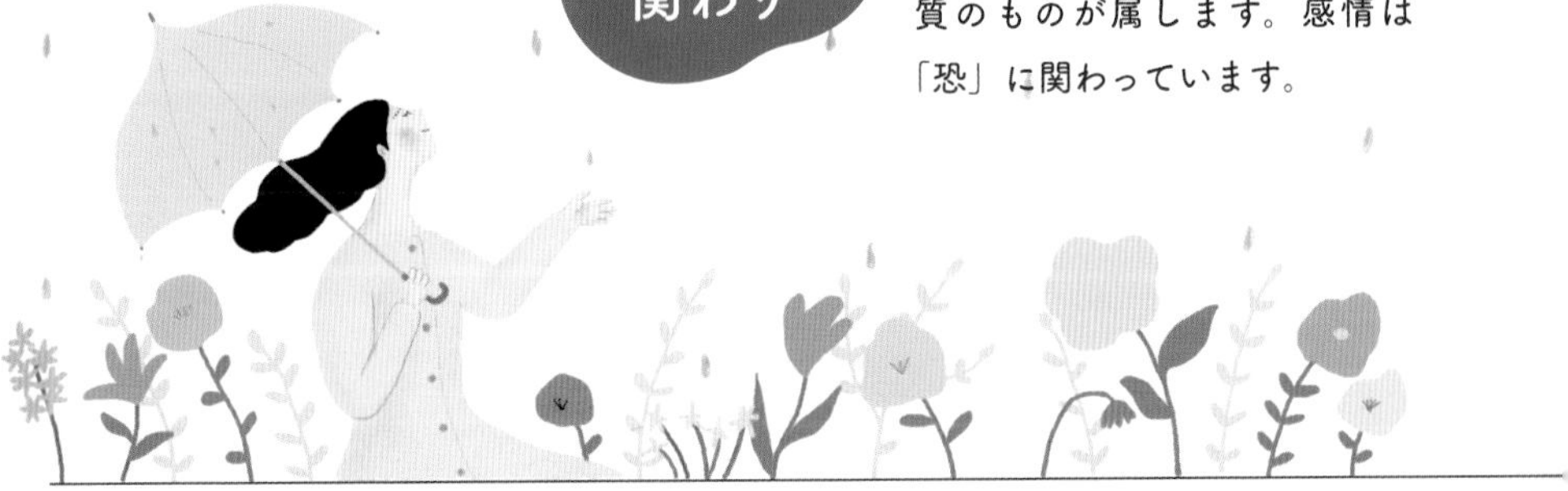

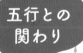

生殖機能にも影響する

# 腎の不調による自覚症状

## 生殖をつかさどる

腎のはたらきは、発育、成長、生殖、老化に影響しており、その不調はライフステージで異なります。

腎は生殖機能をサポートしているので、子宮、卵巣、精巣などの生殖器官とのつながりもあり、その機能が低下すると、女性は卵巣機能に影響を受け、排卵や月経のリズムに影響が出やすくなります。男性は精巣機能に影響を受け、不妊症のリスクにもつながります。

腎の不調があらわれやすい場所は、膀胱や耳、髪です。特に腎は冷えを嫌うので、冬の寒さから尿の回数が増えて夜間尿が増えたり、膀胱炎などの病気が増えます。また、耳鳴りやめまいといった内耳のはたらきも腎と関わっています。

腎が全身に水を代謝して、潤いを与えています。この潤いは加齢によって徐々に少なくなり、皮膚が乾燥したり、不眠、のぼせ、ほてりという症状が出やすくなります。この潤いを守るためには、しっかり睡眠をとることが大切です。**腎を一生を通して大切に守ってゆくことが、老化を少しでも遅らせる**ことになります。

## 腎の不調を示す自覚症状チェック

- □腰や関節が弱い
- □歯が弱い
- □めまいや耳鳴り、難聴などの耳のトラブルがある
- □頻尿（起きている間に1日10回以上の排尿）
- □のぼせや手足のほてりがある
- □夜中に何度も目を覚ます
- □髪が細い、抜け毛が多い、白髪が多い
- □早期（40代前半）に閉経した
- □よくつまずく、転びやすい
- □まぶたや顔がむくみやすい

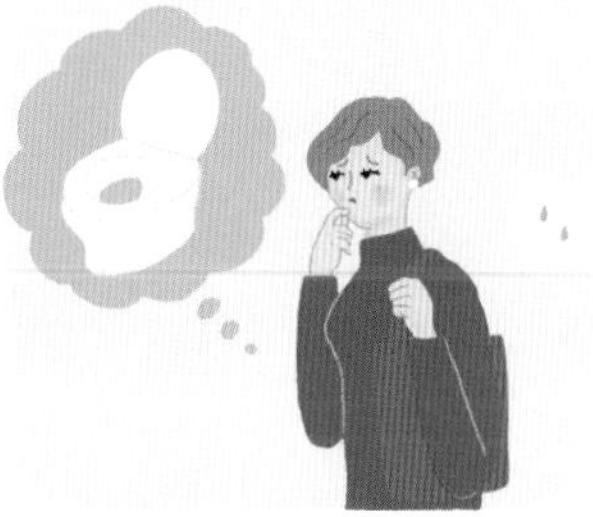

## 腎への愛を

「恐れ」という感情は「腎の弱り」で起こりやすくなります。いわゆるパニック障害は「動悸がして、お腹から突き上がってくるような怖さ」に見舞われる感覚で、このとき「吸いたいのに空気が入ってこない」状態になることが多いのです。腎は、肺で吸った吸気を納める（＝納気）はたらきをしているのですが、パニック時は吸いすぎて、逆に空気が取り込めなくなっています。急場は「吐くこと」に意識を向けましょう。

体を作る構成要素

# こころと体のなかを巡る「気《き》・血《けつ》・水《すい》」

## 五臓によって作られる

わたしたちの体のなかを流れる大切な構成要素「気・血・水」。五臓のはたらきによって、気・血・水は作られ、必要な場所に流れていくことができます。ひとつだけが過剰になったり、不足したり、流れが悪くならないような体が理想です。気血水の状態は、食べ物や生活習慣、その日の体調、加齢、そして、五臓のはたらきによって左右され、その質や量はいつも一定ではありません。

### 「気・血・水」って何？

**気** 体を動かす原動力となる生命エネルギー。気の防衛力で外から侵入する病のもとから身を守ります。

**血** 血は組織を潤わせ、栄養を届けて老廃物を回収します。血が十分にあることで、精神も安定します。

**水** 水は汗や唾液、リンパ液や消化液など、生命を維持するための水分です。組織の潤いも守ります。

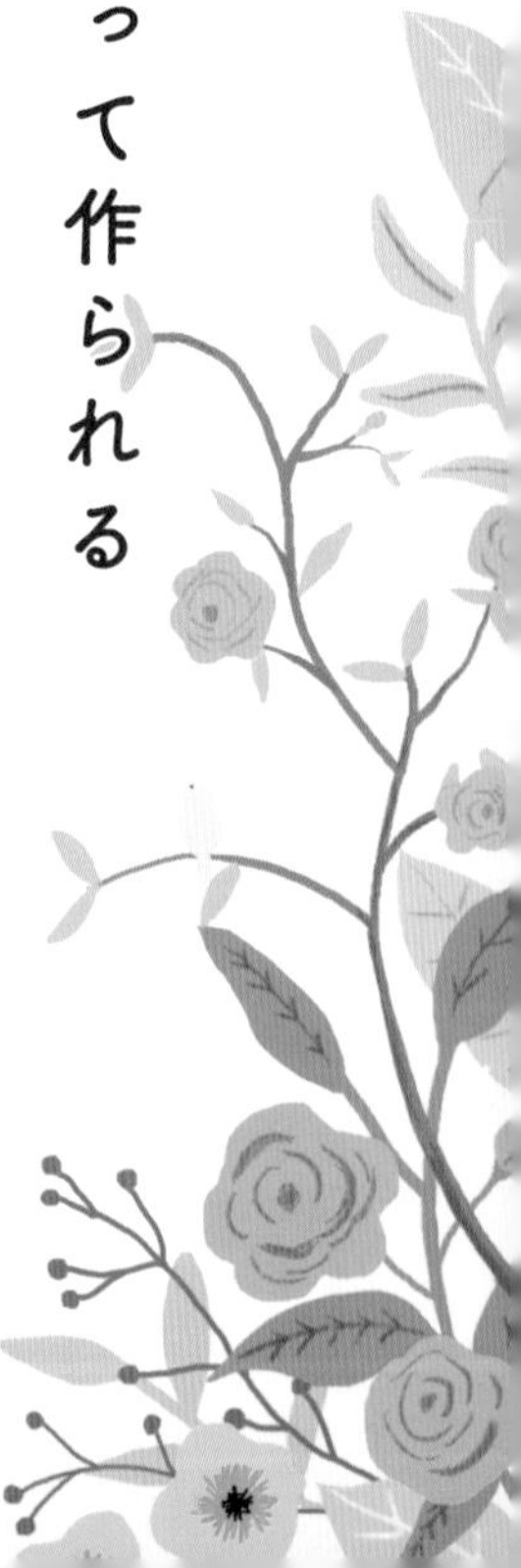

## 「気は伸びやかに、血はたっぷりサラサラ、水は過不足なく流れる」が理想

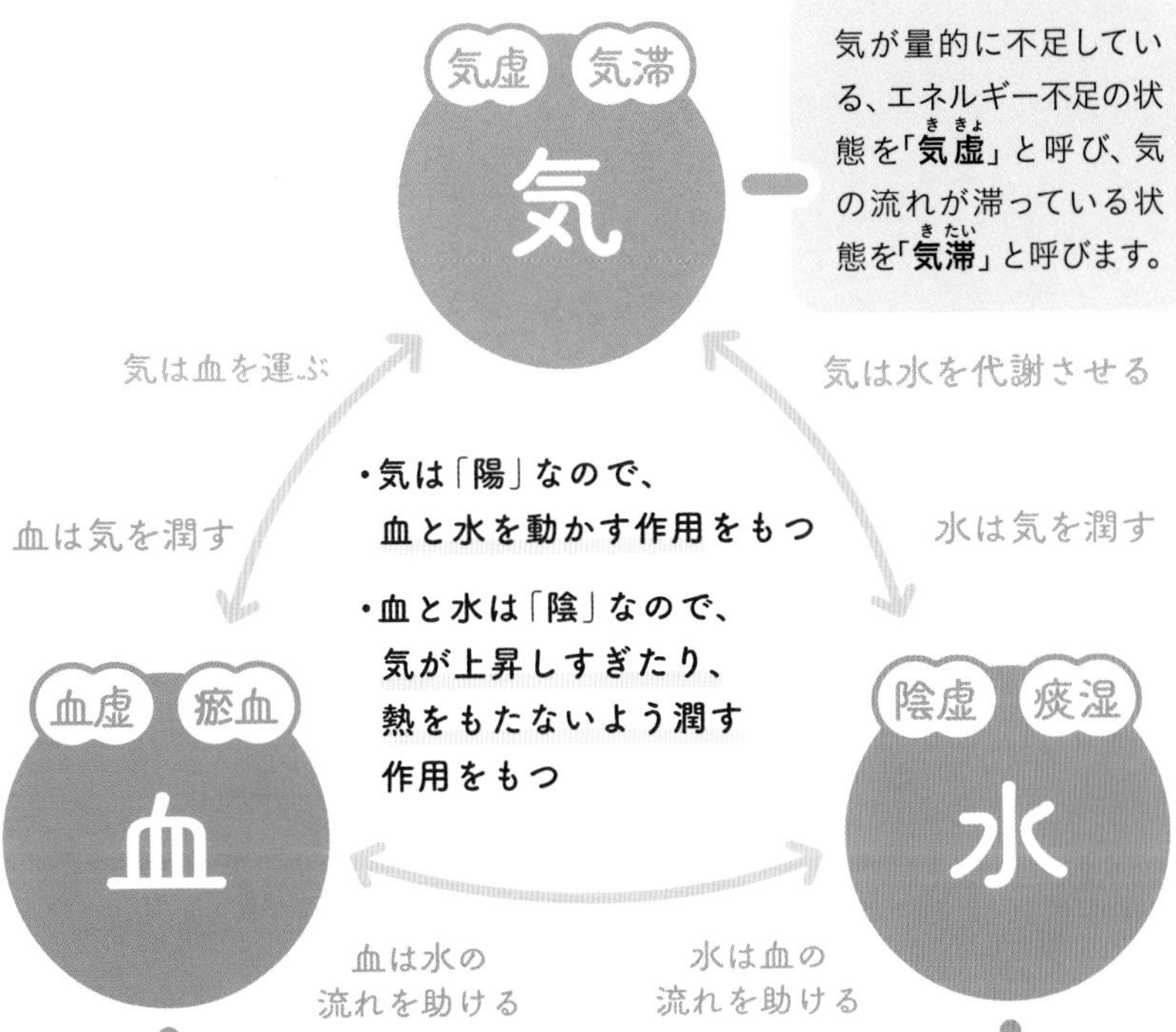
気虚
気滞
気
気は血を運ぶ
気は水を代謝させる
血は気を潤す
水は気を潤す
・気は「陽」なので、
血と水を動かす作用をもつ
・血と水は「陰」なので、
気が上昇しすぎたり、
熱をもたないよう潤す
作用をもつ
血虚
瘀血
血
陰虚
痰湿
水
血は水の
流れを助ける
水は血の
流れを助ける

気が量的に不足している、エネルギー不足の状態を「**気虚**《ききょ》」と呼び、気の流れが滞っている状態を「**気滞**《きたい》」と呼びます。

血が量的に不足している、血が作れなくなっている状態を「**血**《けっ》**虚**《きょ》」と呼び、血の流れが滞って汚れている状態を「**瘀血**《おけつ》」と呼びます。

水が量的に不足していて、潤いが不足している状態を「**陰虚**《いんきょ》」と呼び、水の流れが滞って、ヘドロのような老廃物が生じた状態を「**痰**《たん》**湿**《しつ》」と呼びます。

# 体のなかの気血水が示す6つの状態をチェックしてみましょう

「気《き》・血《けつ》・水《すい》」のタイプはひとつとは限らず、複数に渡ることがあります。チェックの数は少ないほうが理想的ですが、ゼロを目指さなくともいいのです。その日の体調やこころの状態、月経の周期などにも左右されます。折にふれてチェックを行い「今の状態」を知ることに意味があります。

　チェックが多く入った項目が、今のあなたの気・血・水の状態をあらわしています。気・血・水が示す6つの状態のうち、どの項目に多くチェックが入ったでしょうか?気血水は五臓が作り出し、循環させ、貯蔵するもの。4個以上、チェックが入る項目があったら、P.54からの関連の深い五臓の望診、問診へと進み、より深く今の自分の状態を観察しましょう。

## 気が不足している、エネルギー不足の状態

- □疲れやすく体力がない
- □風邪をひきやすい
- □汗をかきやすい
- □手先、足先が冷たい
- □胃腸が弱くもたれやすい
- □軟便、下痢をしやすい
- □朝すっきり起きられない
- □やる気がでにくい
- □食後の眠気がある
- □どちらかというと月経が遅れがち

**気虚**　チェックがついた項目　　個

「気虚」に多くチェックが入ったら ➡ P.74脾とP.84肺の「望診×問診」へ

## 気の流れが滞っている状態

- □不安感や憂鬱を感じやすい
- □喉につまったような感じがある
- □お腹や脇腹が張りやすい
- □ゲップやおならがでやすい
- □眠りが浅い、寝つきが悪い
- □頭痛や肩こりが多い
- □イライラしやすい
- □ため息をよくつく
- □食欲にムラがある
- □月経周期が不安定気味

**気滞**　チェックがついた項目　　個

「気滞」に多くチェックが入ったら ➡ P.54肝とP.74脾の「望診×問診」へ

## 血液が不足している、血液が作れない状態

□肌が乾燥しやすい
□髪が抜けやすい、つやがない
□爪が欠けやすい、弱い
□貧血がち
□眠りが浅い
□手足が冷えやすい
□不安や動悸を感じやすい
□足がつりやすい
□目が疲れやすい、かすむ
□月経血が少なめ

| | | |
|---|---|---|
| 血虚 | チェックがついた項目 | 個 |

「血虚」に多くチェックが入ったら ➡ P.54肝とP.64心とP.74脾の「望診×問診」へ

## 血液の流れが滞って、血液が汚れた状態

□シミやクマが多い
□顔色がくすみやすい
□肩こりや関節の痛みがある
□唇の色が暗い、暗紫色
□あざになりやすい
□痔になりやすい
□手や足のしびれがある
□便秘がち
□月経痛がある
□月経血に固まりがある

| | | |
|---|---|---|
| 瘀血 | チェックがついた項目 | 個 |

「瘀血」に多くチェックが入ったら ➡ P.54肝とP.64心とP.94腎の「望診×問診」へ

## 水が不足していて、潤いがない状態

- □手足がほてりやすい
- □のぼせやすい
- □肌や髪が乾燥しやすい
- □便が固め、コロコロ便
- □尿量が少なめ
- □眠りが浅い
- □口や喉が乾きやすい
- □から咳が出る
- □寝汗をよくかく
- □どちらかというと月経血が少ない

| 陰虚 | チェックがついた項目 | 個 |
|---|---|---|

「陰虚」に多くチェックが入ったら ➡ P.84肺とP.94腎の「望診×問診」へ

## 水の流れが滞って、老廃物が生じた状態

- □めまい、立ちくらみが多い
- □むくみやすい
- □鼻水または痰が出る
- □体が重だるい
- □腰や手足が冷えやすい
- □関節が痛むことがよくある
- □にきびや吹き出ものができやすい
- □下痢、軟便になりやすい
- □吐き気や胃のむかつきが多い
- □月経のときに腰が重だるい

| 痰湿 | チェックがついた項目 | 個 |
|---|---|---|

「痰湿」に多くチェックが入ったら ➡ P.74脾とP.84肺の「望診×問診」へ

COLUMN

# 東洋医学の言葉にちょっとだけ親しんで

本書のなかで、「肝気」や「心血」など、むずかしい言葉が出てきますが、東洋医学における重要な用語なので、ぜひ知っておいてほしいと思います。

● **「肝気」**……肝が巡らせる気。気の流れによって感情や、自律神経系の調節をします。

● **「肝血《かんけつ》」**……肝が貯蔵し配分する血液。肝血が不足すると、血虚になり、顔色は青く、舌は淡白に。めまい、ふらつき、月経不順や精神不安などの症状があらわれます。

● **「心気《しんき》」**……心が巡らせる気。不足すると動悸、息切れ、全身倦怠感、精神疲労といった症状があらわれます。

● **「心血《しんけつ》」**……心が循環させる血液のこと。血液が不足すると、不安感や不眠、多夢、驚きやすいなどの症状があらわれます。

● **「腎陰《じんいん》」**……体を潤し、冷却する力のこと。腎陰が不足して腎陰虚になると、ほてり、乾燥、耳鳴りがあらわれます。

● **「腎陽《じんよう》」**……温める力のこと。腎陽が不足して腎陽虚になると、冷え、だるさ、足腰の痛みなどがあらわれます。

PART

# 2

# 自分の内臓タイプをチェックしよう

自分のこころと体の状態を理解するための、
セルフで診断できる方法を紹介します。
まずは自分がどの五臓タイプなのかをチェックしてみましょう。
こころと体の状態に影響する要因だけでなく、
偏った生活習慣や不調の根本的な
原因までもが見えてきます。

# 東洋医学の四診とは？

## さまざまな視点で自分を観察する

四診とは文字通り4つの診察方法で、「望診《ぼうしん》」「聞診《ぶんしん》」「問診《もんしん》」「切診《せっしん》」があり、その頭文字をとって「ぼうぶんもんせつ」と呼びます。四診は、不調を訴える人の体とこころの状態を、さまざまな視点から観察し、気・血・水のバランスや、五臓の状態を考え、治療への道筋をたてるために行うものです。

望診は、顔色や肌や髪の状態、表情や体型などを視覚的に見て、五臓の状態や気・血・水の状態など診断します。

聞診は声の大きさやかぼそさ、話しかた、咳の状態や痰の有無や色、口臭など耳や鼻を使ってチェックします。

問診は自覚している症状や過去の病歴、普段食べている食事から排便、月経のリズム、睡眠、生活様式、ストレスの有無などを聞いていきます。

切診は触覚による診察法で、主に、脈（脈診）や腹部に触れる（腹診）ことでからだの状態をみます。

本書では、自分で自分を診察できる方法として、望診と問診を組み合わせて観察していきます。顔を洗うときや入浴時に、鏡を見て顔と全身をチェックする。その習慣で不調は防げるのです。

## 望診《ぼうしん》

視覚による診断。顔色や表情、皮膚、髪の様子、舌の色や大きさ、舌苔の状態をみる「舌診」から、体の内部で起きていることを把握します。

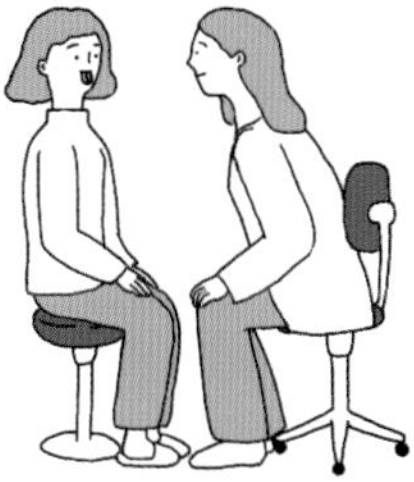

## 聞診《ぶんしん》

聴覚、嗅覚による診断。声の質や呼吸、咳や痰の状態だけでなく、お腹の音やゲップ、さりげなく口臭、体臭をチェックすることもあります。

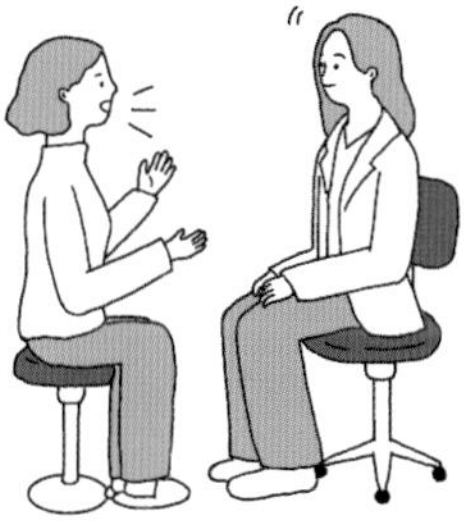

## 問診《もんしん》

対話による診断。さまざまな対話から養生や治療への手がかりを見つけます。不調を訴える人の緊張を解く大切なコミュニケーションです。

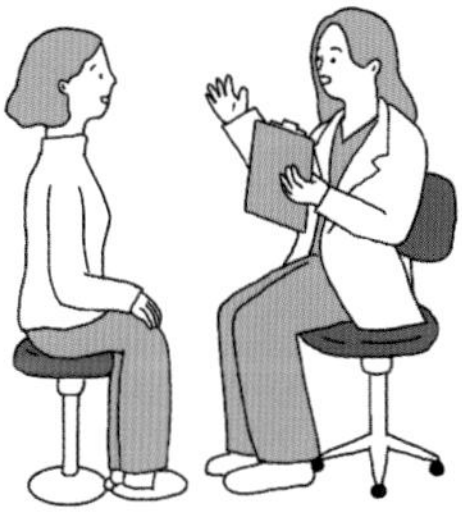

## 切診《せっしん》

触覚による診断。脈を取ったり、お腹の緊張や弾力をみる腹診などがあります。※薬剤師は切診は行いません。

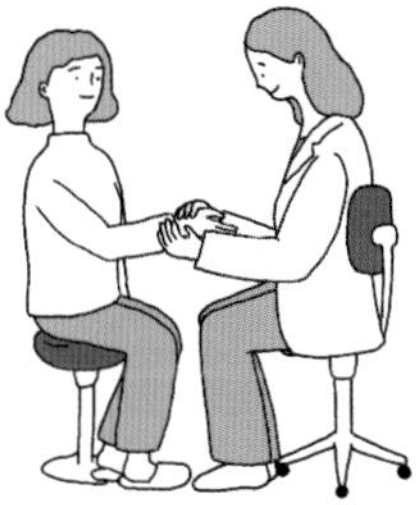

# 顔を見れば不調がわかる

## 体のすべてはつながっている

足裏や耳のツボ（反射区）が、五臓や器官につながっていることは、多くの人が知っていることと思います。実は、顔や舌の各部位も五臓とつながっており、赤くなった、吹き出ものが出たなど、**トラブルが発生している部位の状態をみると、どの五臓からの不調のサインかを、うかがい知ることができます。**

例えば、おでこに吹き出ものが増え始めたら、ストレスがあって心《しん》に熱が生じたと考えます。腎とつながる目の下がいつもよりぷくっと腫れてむくんでいるときは、味の濃いものを食べた影響で水分を取りすぎていないか、腎に負担をかけていないか、眉間が赤くなっていたら、肝（五志：怒り　五官：目）に負担がかかっていないかなどと読み解くのです。

顔にあらわれた症状だけに対処するのではなく、関係する五臓の不調を顔から探り、養生していくことが、不調を根本から治すことにつながります。顔に「あれ？」と感じる異変が生じたら、左ページの図から「五臓からの不調」をチェックしましょう。

## 顔にあらわれる五臓・器官の不調はここをチェック！

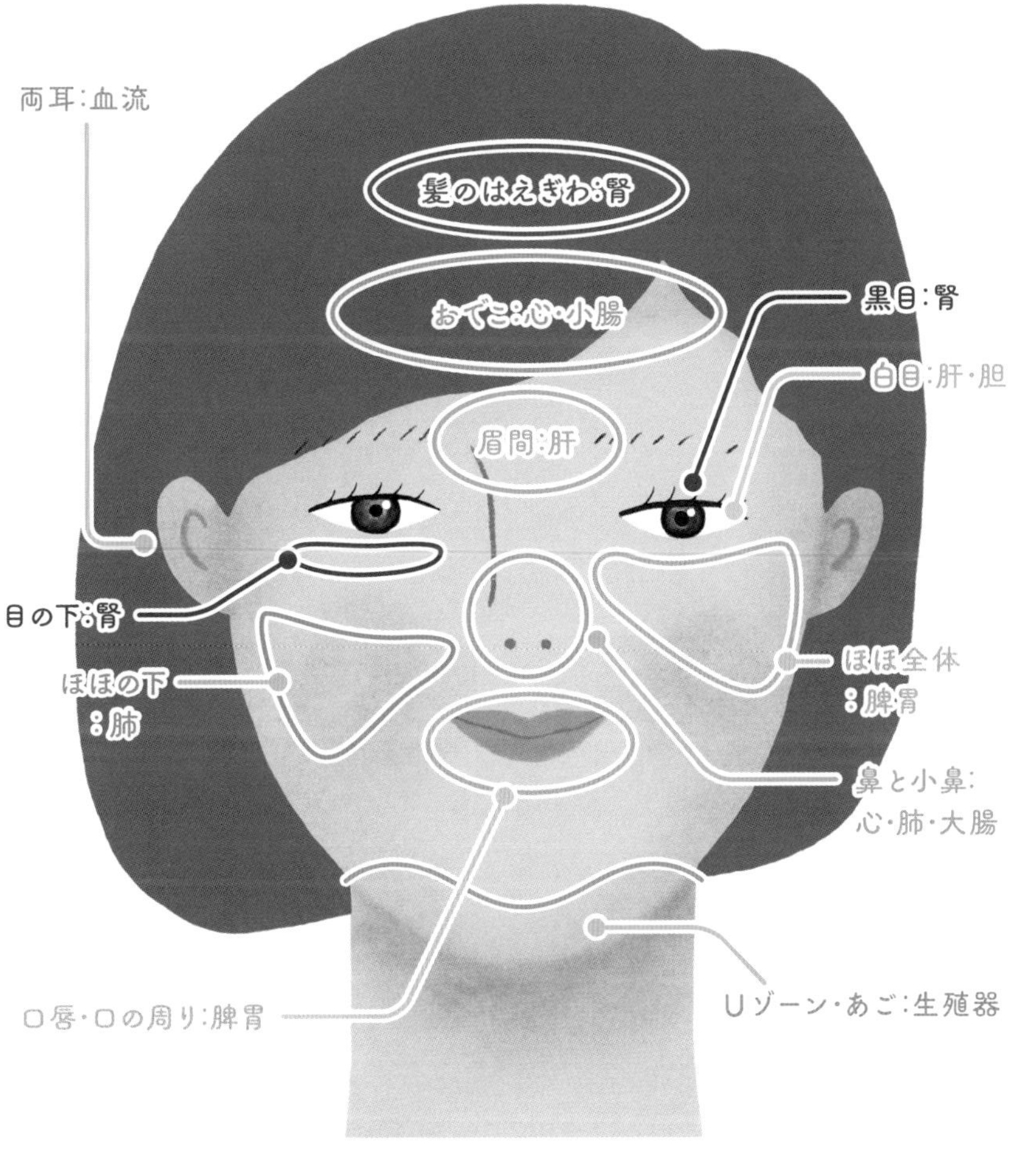

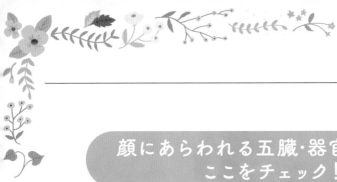

自分でできる診察方法

# 肝タイプ不調のサインをチェック

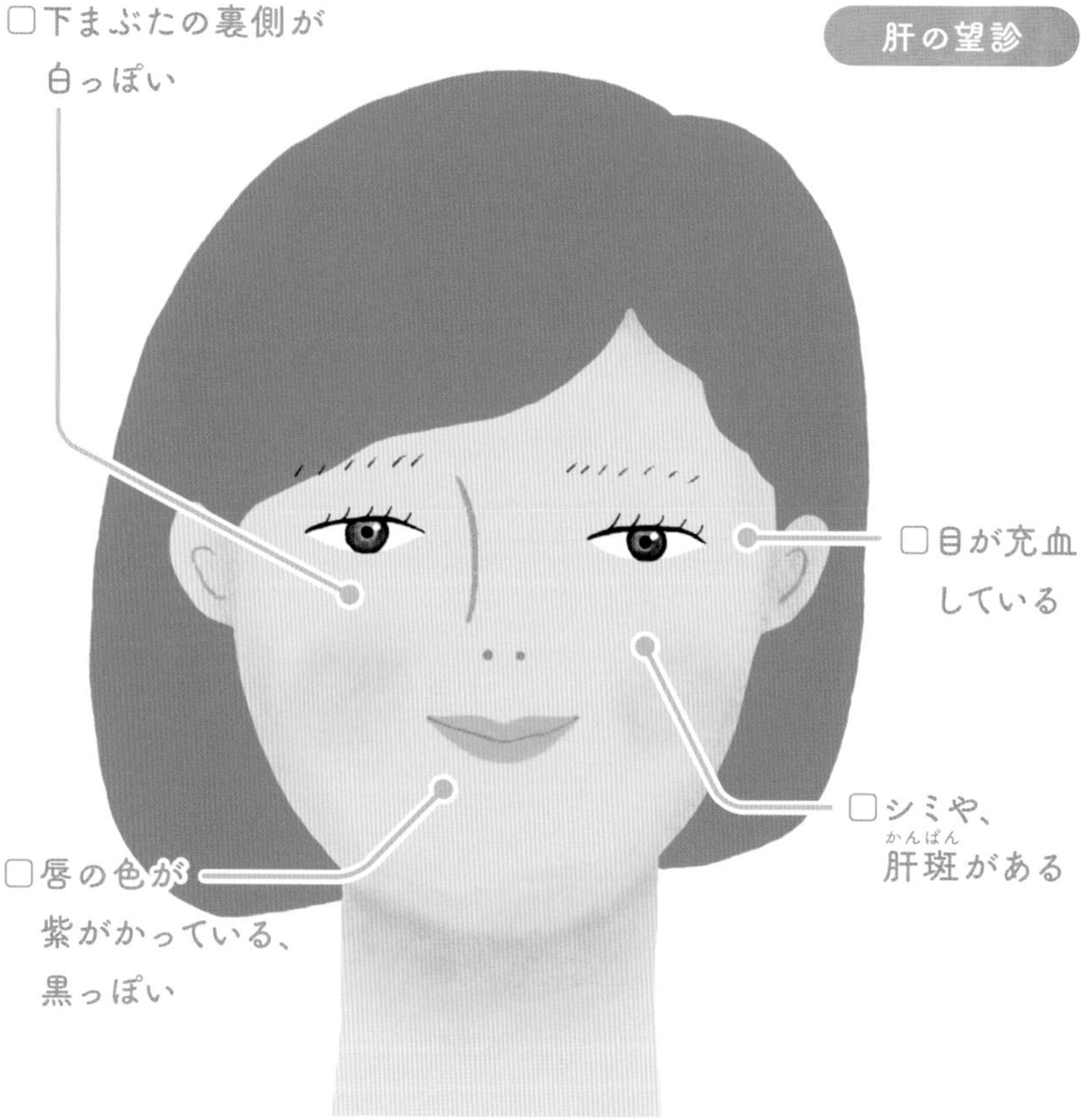
肝の望診
□下まぶたの裏側が白っぽい
□目が充血している
□シミや、肝斑《かんぱん》がある
□唇の色が紫がかっている、黒っぽい

## 肝の望診×問診

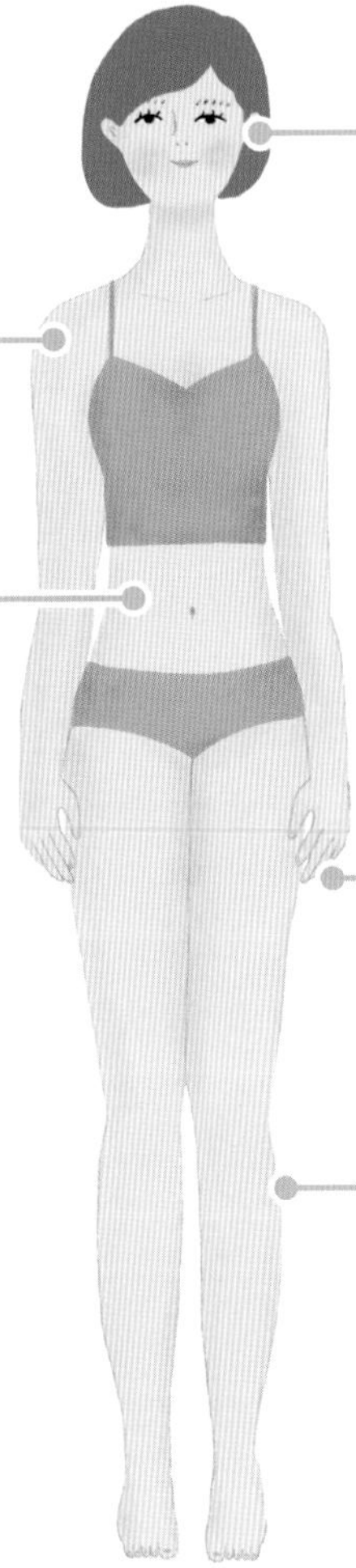

□冷え症

□目が疲れやすい、
充血する

□肩がこりやすい

□お腹やわき腹の
張りや痛み

□爪が弱い、
欠けやすい、
そりかえっている

□足がつりやすい

### 肝のこころの問診

□イライラしやすい、
怒りを感じやすい

□眠りが浅く
夢をよく見る

□感情の起伏、
ムラが多い

□涙もろい

□決断力が弱い

□月経前の気分障害

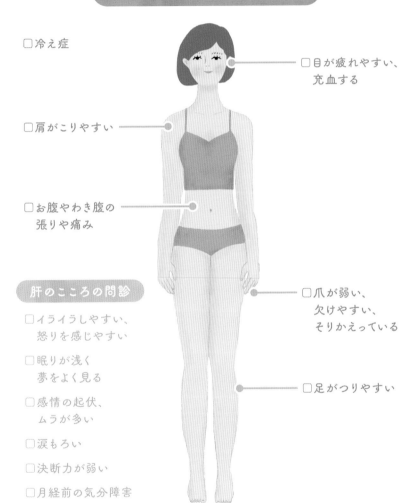

## 唇の色が紫がかっている、黒っぽい

唇の色が紫がかって黒くみえる、また、唇にシミがあるのは、肝血《かんけつ》の浄化作用の低下により「瘀血」が生じています。顔にシミも増えていませんか？　飲酒や寝不足の習慣は肝を疲れさせ、浄化が追いつかず血管や皮膚に老廃物がたまりやすくなります。

## 肝斑《かんぱん》やシミがある

肝斑は、両頬に茶や青みがかったシミがぼやっと広がります。40〜50代の女性に多く、西洋医学的には女性ホルモンのアンバランスや血流の悪さが影響し、日焼けで悪化します。肝斑は「肝の斑」と書くように、東洋医学では、肝の浄血作用が低下したものと考えます。流れが滞った血液の循環を助ける漢方や、肝の浄化に働く緑黄色野菜を多くとりましょう。シミは加齢によって増え、肝や腎の浄血作用が追いつかず、代謝できずに肌に残ったものと考えます。顔色がくすんだり、黒いシミが増えるのは、腎の浄血作用が弱っています。この浄血作用を弱らせるのは「甘味」の過剰摂取です。細胞が糖化を起こすことで、肌の老化が進みます。

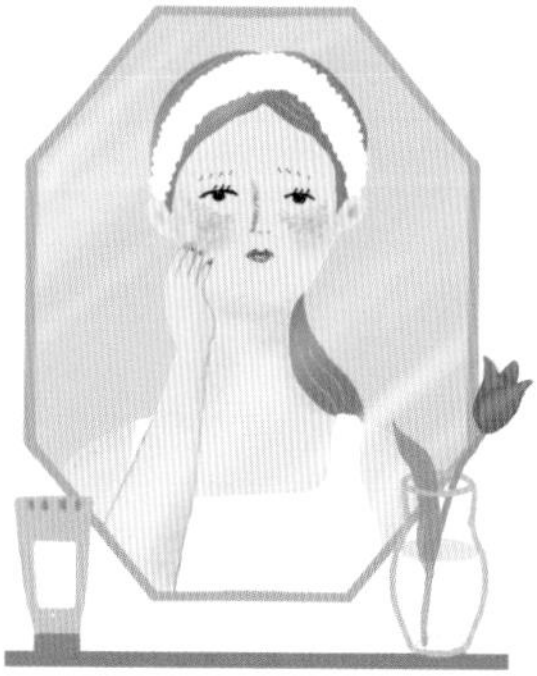

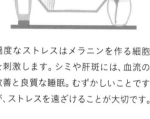

過度なストレスはメラニンを作る細胞を刺激します。シミや肝斑には、血流の改善と良質な睡眠。むずかしいことですが、ストレスを遠ざけることが大切です。

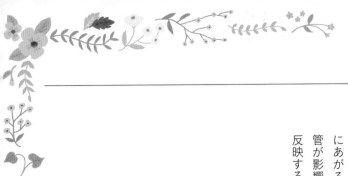

## 目の充血

目の表面の血管が拡張することで赤味が強く見えます。これは、目の使いすぎやストレス、睡眠不足によって生じた「熱」が原因。熱は上にあがる性質をもつので、頭部の目の毛細血管が影響を受けやすいのです。この熱が頭に反映すると「のぼせ」になります。

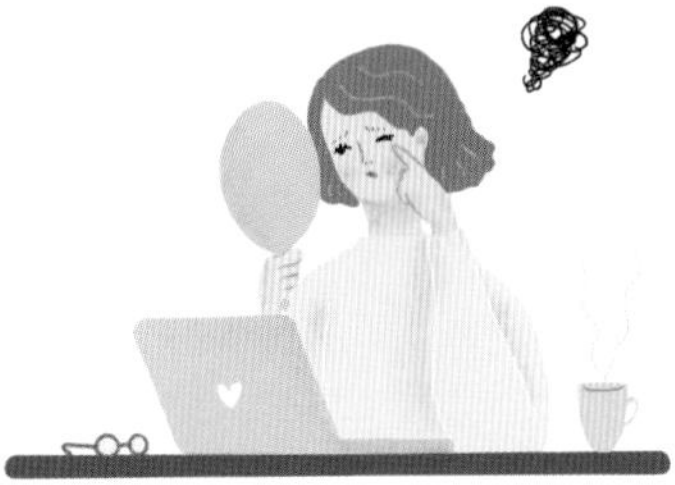

応急処置は目に冷やしタオルを当てる。目の酷使を避け、体に熱を生じさせるような高カロリー食を控えましょう。ハブや菊の花のお茶がおすすめです。

## 下まぶたの裏側が白っぽい

下まぶたの裏側が白っぽい人は貧血が疑われ、血液の不足による血虚の状態です。目や目の粘膜は肝からの血液が多く配分される器官で、貧血になると、爪なども白っぽくなります。女性は月経で鉄分が失われます。肝にしっかり血液をたくわえるため補血しましょう。

## 爪が弱い、欠けやすい

爪はケラチンというタンパク質でできており、肝のタンパク質を合成するはたらきが低下すると、爪がもろくなります。また爪は、指先まで通っている血液から栄養を受けているので、肝血の不足や、脾の血液を作るはたらきが低下すると、乾燥して欠けやすくなります。

## 目が疲れやすい、充血する

気血水のなかで、「血《けつ》」に関する機能と関わりが深い肝。その不調が最もあらわれやすいところは、目と筋肉です。特に、白目は毛細血管が多い結膜に覆われており、寝不足や目の使いすぎをしていると、肝血が不足して毛細血管に栄養が届かず、目の疲労が慢性化します。また、充血が起きやすくなるのは、緊張状態や神経が立っているときです。これは、肝が巡らせる気のはたらきが悪くなり、上にのぼった気が下に降りないことで充血が起きやすくなっているのが原因です。これが鼻で起これば鼻の充血、つまり鼻血となってあらわれます。特に、春は目が疲れやすい季節。パソコン、スマホの見すぎなど目を酷使すること控えましょう。

## お腹やわき腹の張りや痛み

お腹が張ってガスが溜まったり、わき腹の痛みや、みぞおちの不快な圧迫感は、肝の疏泄が滞って気が巡っていないサイン。ストレスによるイライラで消化も悪くなっていませんか？ ジャスミンティーやハッカのお茶、シソや大根おろしがおすすめです。

## 冷え性

冷え性の原因は「熱をつくれない」、または「熱を配れない」の2つ。肝のはたらきが低下すると、血液の栄養で養われている筋力が低下し、熱量を生み出せなくなります。また、血液の流れが「瘀血」などの要因でドロドロすると、末端まで血液や熱が届かず冷えてしまいます。

## 肩がこりやすい、足がつりやすい

肩や足は筋肉が発達しており、目と同じく、多くの血液と血流を必要とします。肩こり、足のけいれん、こむら返りも、肝にたくわえられた「肝血の不足」が大いに影響します。また、糖質や高脂肪食を取りすぎることや、運動不足があると、血液がどろついた状態の瘀血となりやすく、筋肉を流れる血流が滞って、足がつったり、肩こりが起こりやすくなったりします。

この瘀血を改善するには、血液の材料となるタンパク質や、血液の浄化を助ける緑黄色野菜をしっかりとり、油っこいものや甘いものの食べすぎに気をつけましょう。そして、筋肉に血液を巡らせるべく、運動を取り入れるのが効果的です。

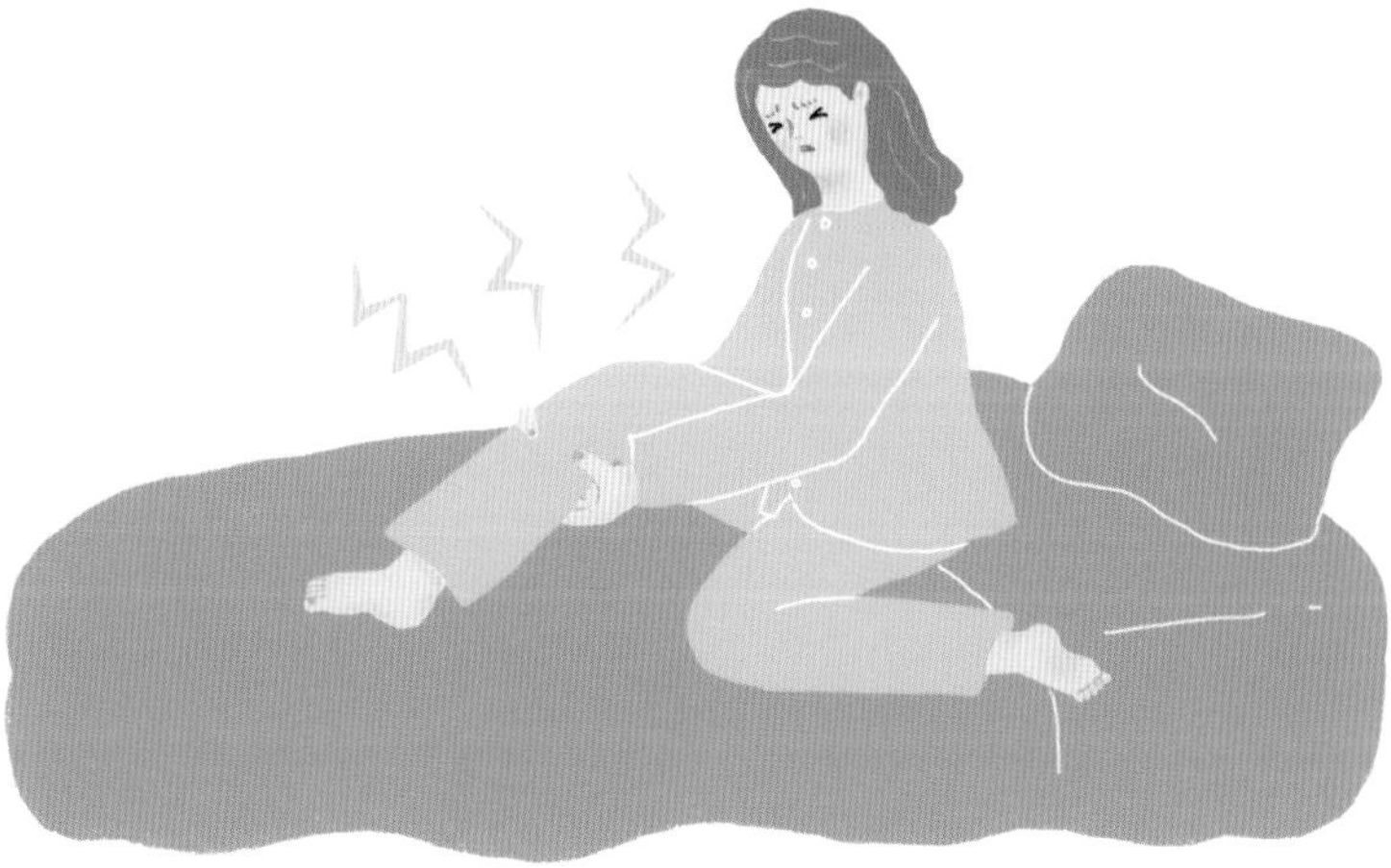

就寝中の「こむら返り」はつらいもの。入浴時に浴槽のなかでふくらはぎをマッサージしたり、就寝前に1杯の白湯を飲むことは予防に効果的です。

## 「肝」タイプのメンタルストレスは「怒り」がベースにある

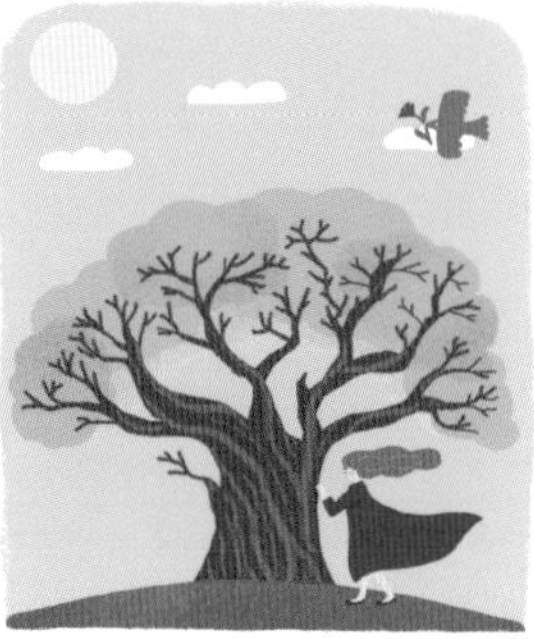
肝の五志:「怒」

肝の五行は空に向かってしなやかに枝葉をのばしてゆく樹木。その枝葉のように、気血をすみずみまで巡らせていることができれば、こころは伸びやかでいられます。

特に、女性は月経の影響から、肝血が不足しやすく、メンタルが揺らぎがちです。外に出て光を浴びる、深く呼吸をすることを意識してみましょう。

### イライラ、怒りやすい

肝の不調とつながる感情は「怒り」です。気の流れが渋滞しているサインです。肝には「疏《そ》泄《せつ》作用」といって、体の隅々まで気を巡らせるはたらきがありますが、その気が渋滞すると、出口を求めて鬱々悶々《うつうつもんもん》とします。この状態が続くと、イライラしたり、怒りっぽくなったりします。まずは肺に新鮮な空気を送ること。大きな深呼吸を何度も行い、気を流すようにしましょう。

また、怒りのエネルギーはネガティブな面ばかりではなく、物事を動かす原動力となります。停滞を溜めこみすぎず、こまめにこころのガス抜きをするようにしましょう。

## 眠りが浅く夢をよく見る

眠りが浅かったり、夢をよく見るのは、血液の栄養が巡っていないサイン。血液と関わる肝と心の不調によるものです。特に、肝血が不足すると、眠りの浅さのほかに、髪の毛が抜けやすい、目がかすむ、疲れる、爪が弱くなるという症状もあらわれます。

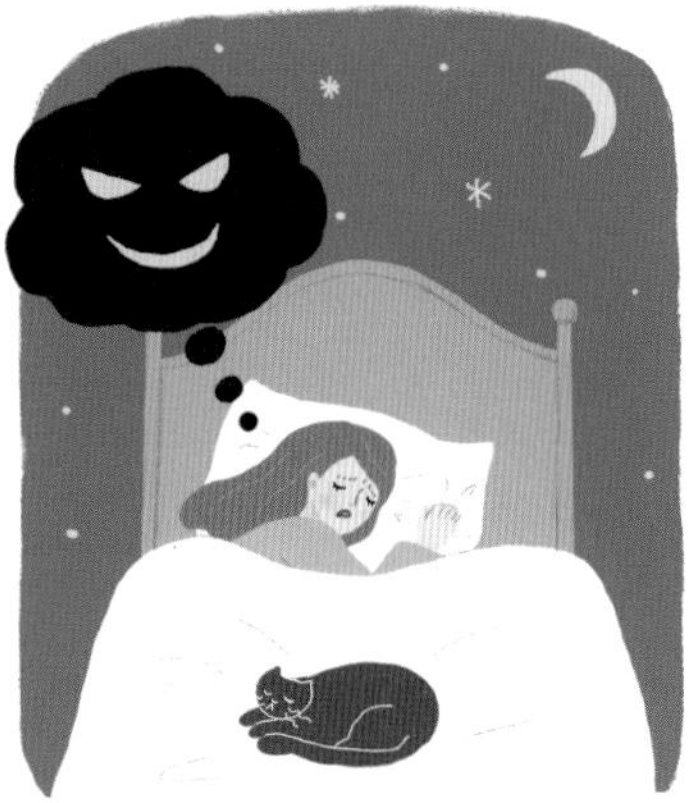

血虚の状態では夢見が多く、眠りの質も悪くなります。

## ヒステリックになる

肝は「情志をつかさどる」と言い、情動や情緒といった感情との関わりも深い臓器です。その情緒が失われ、ヒステリックになってしまうのは、血液を貯蔵し必要なところに行き渡らせるという肝本来のはたらきが失調した「肝血の不足」が原因。月経前にはさらにヒステリックになりがちです。血気盛んでヒステリックになるのでなく、血の不足によって精神状態が悪化するのです。

まず、貧血状態があれば補血の食養生を行います（P164）。また、気の流れを整えるために、セリや春菊、パクチー、ハッカのお茶など、香りの強い食材を取り入れましょう。ヒステリックになる感情の裏には、自分のどんな弱さがあるのか？ 穏やかな気持ちのときに考えてみてください。

## 決断力が弱い

日常の買い物なども迷う、なかなか決断できないという人がいます。これは、肝と対をなす臓腑「胆」のはたらきによるものです。「胆《きも》が座る」という言葉があるように、胆力は物おじせずに立ち向かっていく力や決断力です。この胆力を弱めないためには、消化吸収を担う脾胃のはたらきを高めることです。

西洋医学的な胆のうも肝に附属しており、消化吸収を促すために、必要なときに「胆汁」を分泌させ、脾胃のはたらきを助けています。

また、脾と関わりの深い感情は「思う」。脾のはたらきが低下すると、気血を作り出せなくなり、判断力が弱まります。実際、決断力が弱い、迷いやすいという人に、胃腸が弱い、悩みがあると不安で眠れない、というタイプが多いのはこのためです。

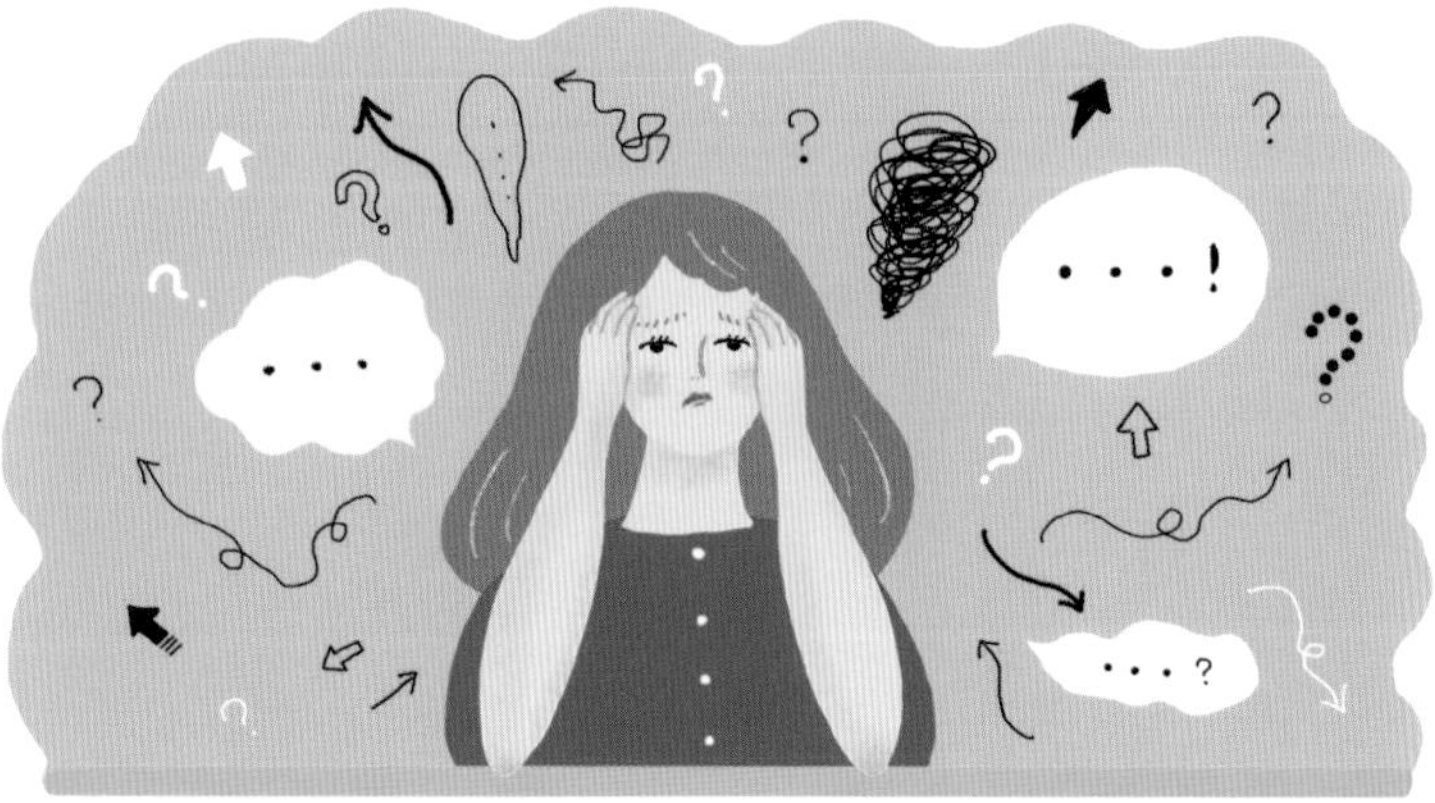

決断力を鍛える練習は、日常生活のなかの小さな決断や選択を繰り返すことも効果的。どんな結果が出ても、「自分の選択が間違っていることはない」という意識を常に持つことが大切です。

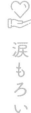

## 涙もろい

肝に密接な関係のある体液は涙。肝血の不足が起きたり、気が滞っているときに起こります。その滞った気は出口を求め、ゲップやガスが多くなるのと同じように、涙を出して「こもった気の熱」を発散しているのです。

誰しもこころが動いたとき、涙することはよくあることです。実際、涙を流したあとは、すっきりするはずです。

「涙活」は比較的元気な人の気の発散方法で、逆に涙を流したあとに悲しさが増したり、ぐったり疲れてしまうのは、気のエネルギーが低下しているサイン。脾のはたらきを高め、消化の良いものを食べ、よく眠ること。脾のはたらきが高まると、気血が作られ精神が安定します。

## 月経前の気分障害

月経前になると、イライラ、怒りっぽくなる、落ち込みやすくなる人が多くいます。そんな気分の波は、肝血の不足による「血虚」と考えます。血液を貯蔵して必要なところに行き渡らせる肝本来のはたらきが、子宮内膜に血を送ることに手厚くなるため、肝血が不足してしまうことが原因です。

血液を作るためのタンパク質、アミノ酸、鉄、ビタミンB群などをしっかり摂取することによってかなり軽減しますが、貧血になると、月経前のメンタル状態はさらに悪化します。

西洋医学的に見ると、月経周期は卵胞ホルモンと黄体ホルモンが増減を繰り返すものです。月経前の気分障害は、黄体ホルモンの急激な減少という変化に、こころと体が過敏に反応しやすい人とも言えるでしょう。

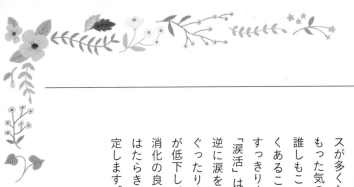

自分でできる診察方法

# 心《しん》タイプ不調のサインをチェック

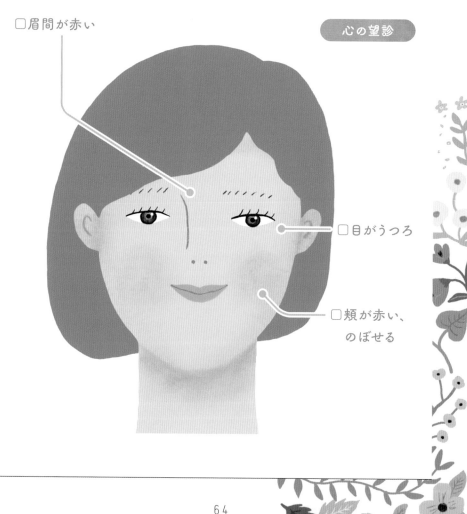

## 心の望診×問診

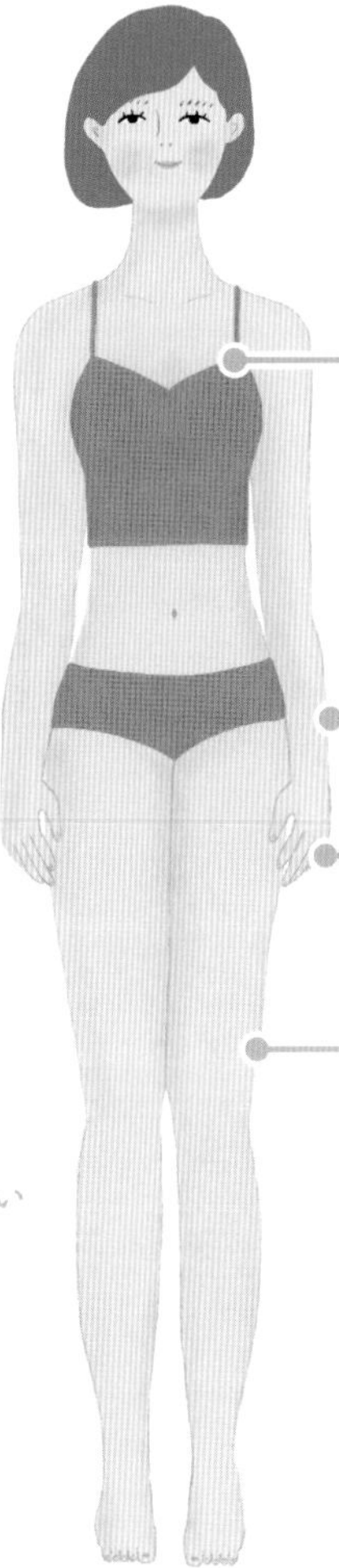

- □血圧が高い、または低い
- □寝言やうわごとを頻繁に発する
- □動悸がある
- □手や足がむくむ
- □爪の色が黒っぽい、紫色
- □下肢静脈瘤がある

### 心のこころの問診

- □不安を抱えやすい
- □ドキドキ動悸がする
- □焦りやすい、気持ちが落ち着かない
- □気持ちが高ぶる
- □興奮状態が続く
- □物忘れが多い
- □無気力、放心状態

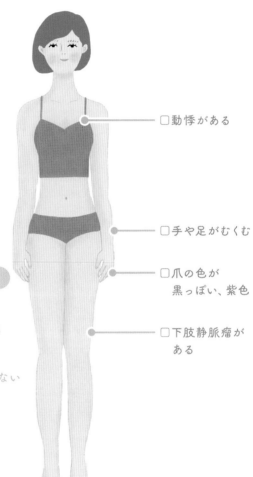

## 顔がのぼせる

やたらと顔がのぼせるのは、心や腎の水を潤すはたらきが弱って、血液が熱をもち上昇した状況です。何かに焦っていませんか？また、更年期による陰虚の影響があるかもしれません（P181）。清熱させる食材（P168）を摂取し、香辛料の取りすぎを控えてください。

## 眉間が赤い

顔の望診では吹き出ものや、赤みを持つ部位によって、どの五臓がトラブルを抱えているのか、目安にすることができます。心が象徴する色は「赤」。特に、眉間が赤くなったり、額にできる吹き出物は心（または肝）が過度に活発化した状態をあらわします。

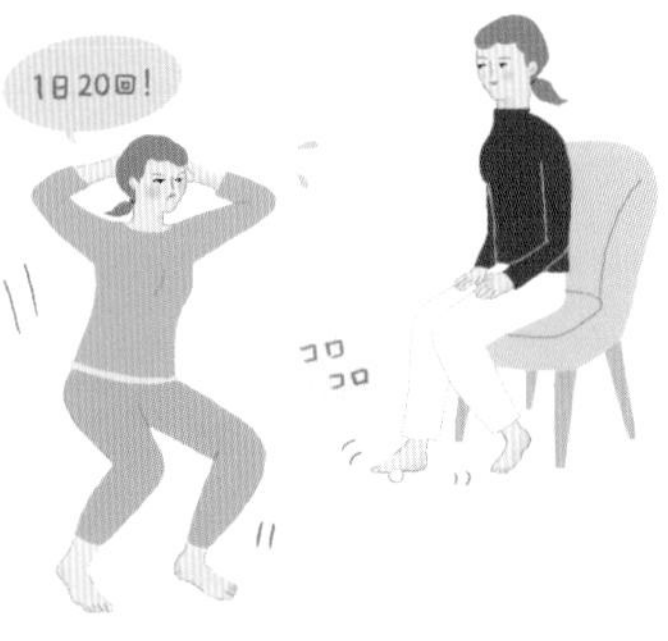


むくみの対処法は、水分（糖分が入ったものはNG）を適度にとり、1日20回×1〜3セットのスクワット、ゴルフボールを転がしたりするなどの運動を取り入れましょう。

## 手や足がむくむ、下肢静脈瘤がある

手足の末端の血管の収縮力が弱いことや、足の筋力不足から、血液が心臓にうまく戻らずにむくみやすくなります。末端の血液が心臓に戻りにくいと、下肢静脈瘤の要因にもなるので「ふくらはぎの筋力」をつけるためにウォーキングや運動を取り入れましょう。

## 爪の色が黒っぽい、紫色

爪は、指先まで通っている血液から栄養を受けています。爪の色が黒っぽい、紫色なのは、心が循環させる血液の不足によって、指先の血管の酸素不足を起こしていると考えられます。寒冷な場所の影響や、瘀血の状態も爪の色に反映されます。

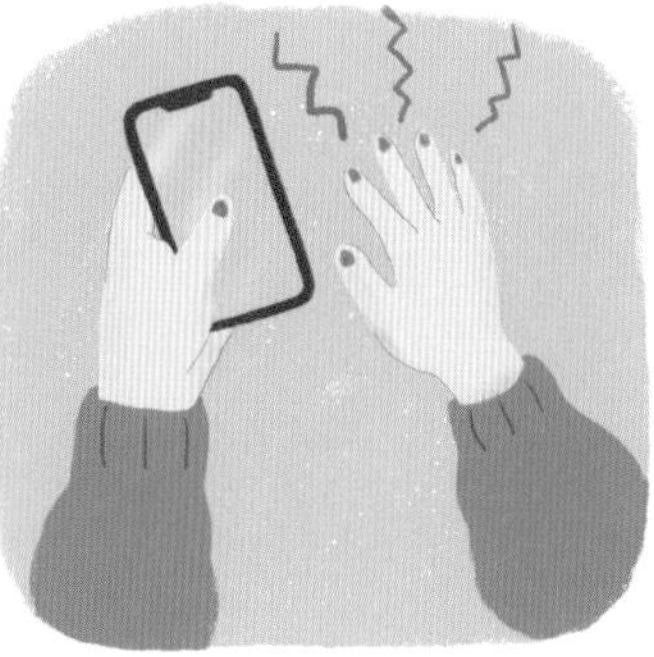

肩こりや月経痛など、瘀血の症状もあわせて考えましょう。

## 目がうつろ

心は「神明を宿す」と言われ、精神活動から意識、認知機能などの脳のはたらきも担っています。心が循環させる血＝心血が不足すると、不眠や不安、焦燥感などの精神症状が起こりやすく、意欲を感じる輝きが消え、目がうつろになります。

## 動悸がある

東洋医学では動悸を「心悸《しんき》」と呼び、不安感をともなったり、驚きや悲しみなどの感情が揺らいだときに起こりやすくなります。血虚によって十分な血を体全体に巡らせることができず、拍動（心臓の収縮と拡張）が強まることで、動悸となります。

## 血圧が高い

「高血圧」とは一般的に、血圧が140／90mmHg以上の場合を言います。加齢、肥満、食習慣、ストレス、喫煙、飲酒など、心や血管に負担を与えることによって血圧は上がります。

東洋医学での治し方は、主に瘀血（汚れたどろ血）を改善し、気を巡らせ、血流を良くして血を補います。

特に、心の過剰な反応を抑えるには、腎の水を巡らせて、心の火をおだやかにするという考え方があります。睡眠をしっかりとり、感情の起伏を遠ざけること。利尿作用のある生野菜や果物（カリウムを含む）を多めに取って、余分な水分を排泄することが、心の負担を減らします。同時に、水分摂取をこまめに行い、血液をどろつかせないことも大切です。

## 血圧が低い

「低血圧」とは一般的に、100／60mmHg以下の場合を言います。低血圧は、心が血液を送り出す力が弱まっているため、冷え、むくみ、立ちくらみ、脾の弱さ、疲れやすい、朝が苦手などの症状を併せつことが多くあります。

低血圧の人は、血流不足により下肢の筋力が弱いため、第二の心臓と呼ばれるふくらはぎの筋力を鍛えるウォーキングやスクワットがおすすめです。

陰陽のバランスでは「陽」を補うこと。朝は日光を浴びて朝食を取り、脾胃を温め、熱いシャワーを浴びて交感神経を刺激することも効果的。ミネラルの多い塩、タンパク質もしっかり取りましょう。

## 寝言、うわごとを頻繁に発する

夢を見たり、寝言を発したりするのは一般的に眠りが浅いレム睡眠のときに起こると言われています。日常生活で大きなストレスを抱えていたり、抑圧された感情があると、心を循環する血液が不足して眠りは浅くなります。

夜は深い睡眠を得られるように、昼間は積極的に体を動かし活動すること。また、嗅覚は脳にダイレクトにつながるので、寝室に精油を焚いてリラックスするのもおすすめです。

高熱がでたとき、うなされたり、うわごとを発したりすることがあります。これは一時的なものなら心配はいりませんが、寝言が頻繁で、大きな声ではっきりと話す場合は、脳に問題がある場合もあります（睡眠外来の受診が必要）。

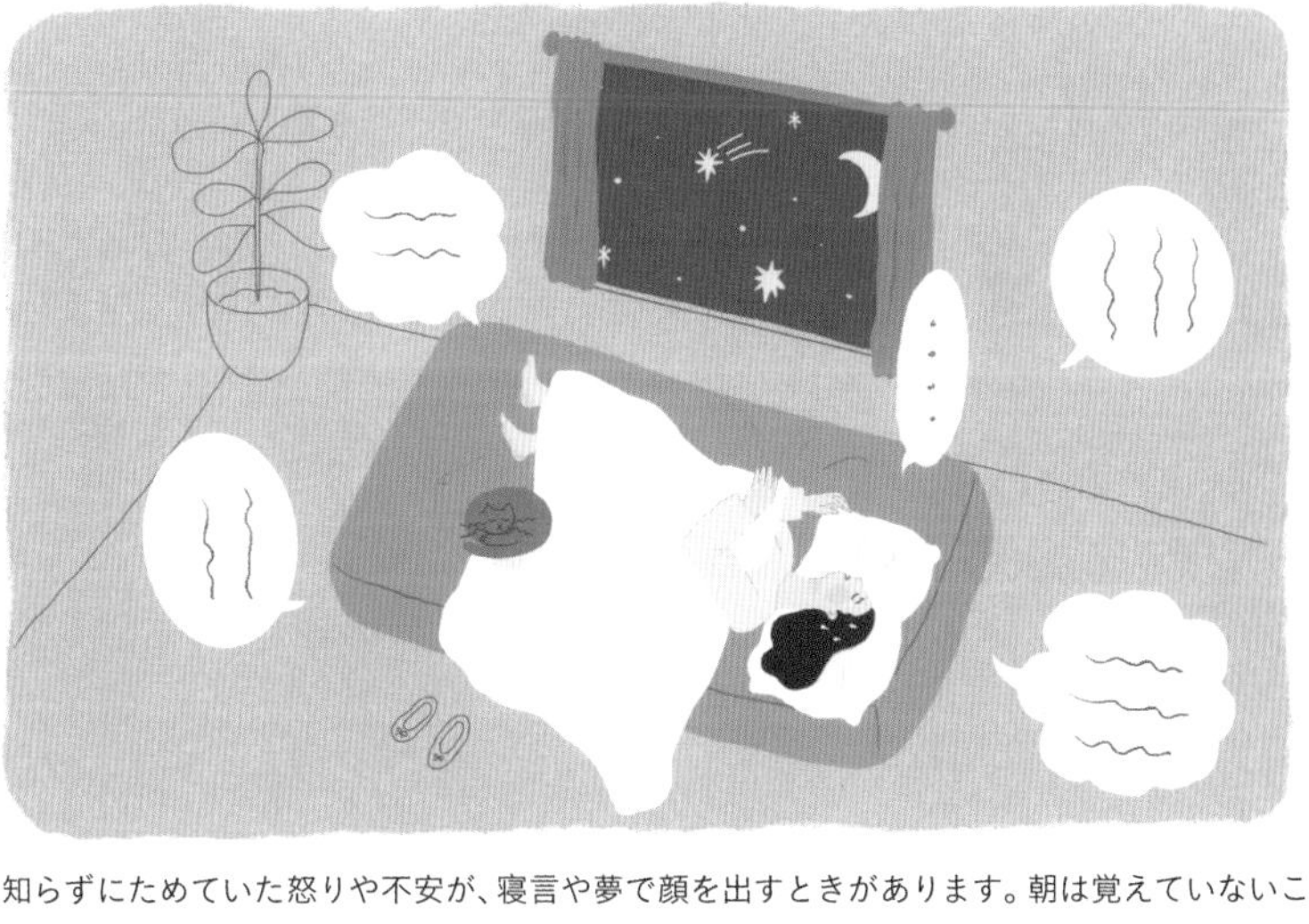

知らずにためていた怒りや不安が、寝言や夢で顔を出すときがあります。朝は覚えていないことも多いので、自分のストレスに気づかないことも。

# 「心」タイプはこころを落ち着かせることが重要

心の全身に血液を送りだす原動力は「火」=「熱」です。火の勢いが強いと、顔が赤くなったり、ドキドキしたりして気持ちが落ち着きません。心の「五志」である「喜」は血流を良くし、こころと体に活力を与えますが、「すぎる」と消耗してしまいます。

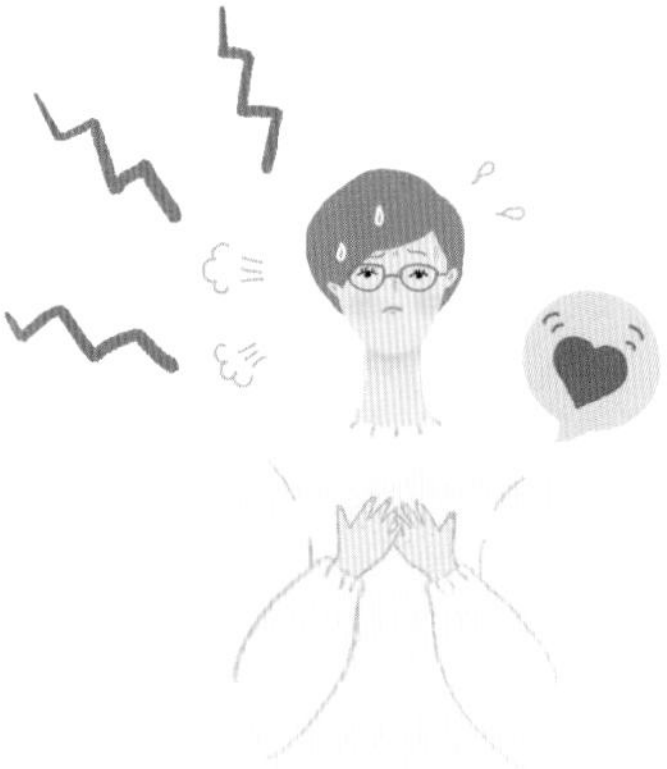

心の五志:「喜」

## 不安を抱えやすい

不安は「心」の関わりが深く、血液が心に十分に巡らない「血虚」の状態になると、不安感が強くなります。血虚が起こる理由は、血が作られない状態か、血が失われやすい状態にあるかです。無理なダイエットや、食の制限、貧血に注意が必要です。

## ドキドキ動悸がする

動悸は不安や心配などで、心への血液の循環が不足している状態「心の血虚」です。心は代わりに心拍数を上げて全身に血液を送ろうと頑張るので、ドキドキと動悸となって伝わりますが、この状態が続くと心の負担となります。心を助ける食材を取りましょう。

## 焦りやすい、気持ちが落ち着かない

焦る、落ち着きがない状態というのは、本来、下に流れる気の流れが上に上昇し、首から上に「熱」がこもった状態のこと。

特に心の失調では頭から汗をかきやすく、その状況がさらに焦る心をあおります。これは、心を巡る血の不足＝心血虚に加えて、心を落ち着かせ冷却する水も不足するためで、熱を制御することができなくなっているのです。

そんなときは、濡らしたタオル、または保冷剤をタオルに包んで、心や肝とつながっているおでこや目に当てて、しばし目をつむります。このとき仕事や、焦りの原因のことは考えないようにして、深呼吸を繰り返しましょう。焦りは、気持ちに余裕がないときに起こりやすいもの。時間や予定のゆとりも大切に。

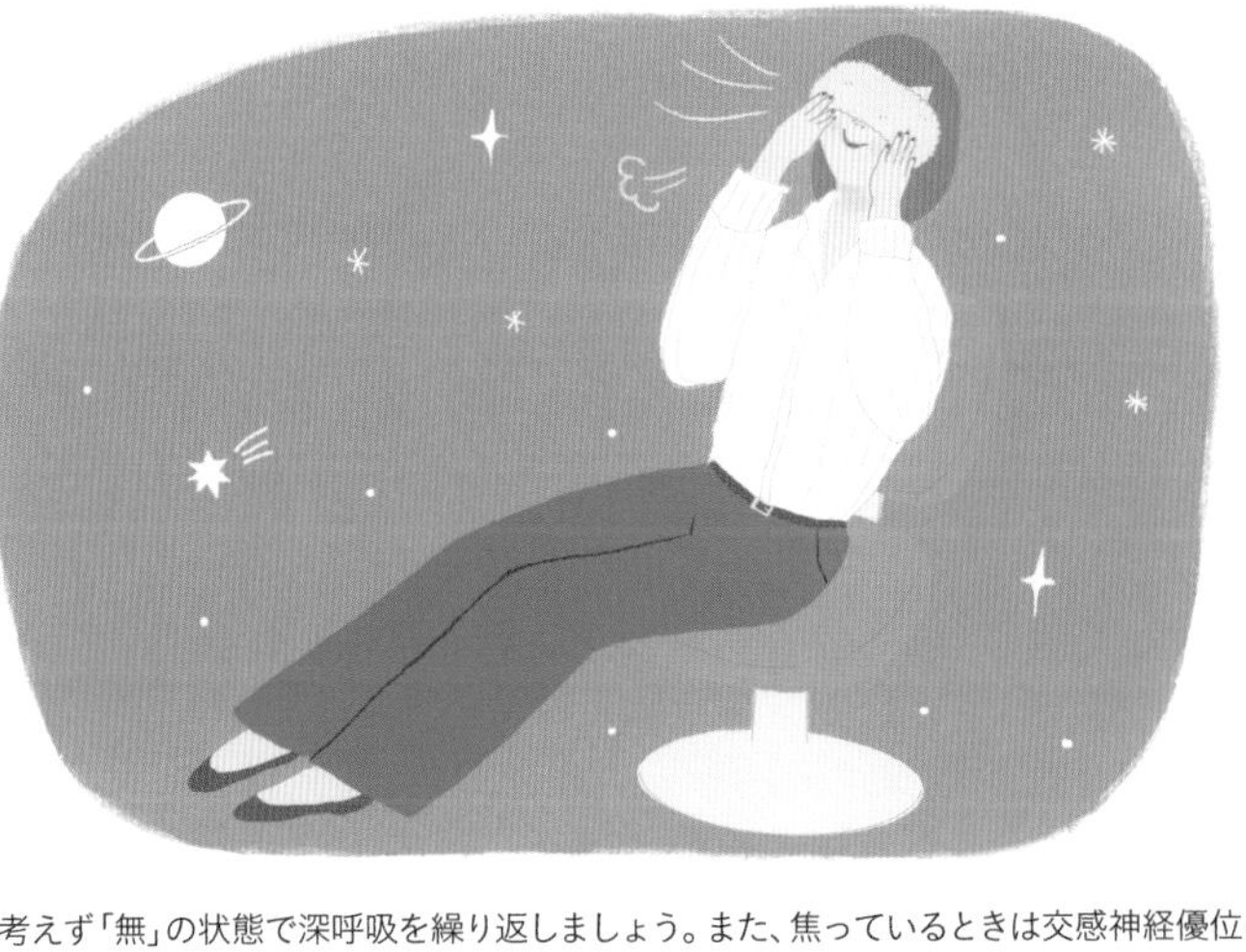

何も考えず「無」の状態で深呼吸を繰り返しましょう。また、焦っているときは交感神経優位になり、口の中が乾きがちです。お茶を飲んでひと息つきましょう。

## 気持ちの高ぶり、興奮状態が続く

心のはたらきは「喜び」の感情とつながっています。ドーパミンが一気に分泌されるような強い喜び、気持ちの高ぶり、興奮状態が続くと心の失調につながり、不安や恐れとなります(例えば宝くじが当たるような、強い成功体験など)。

一方で、気分がいい、気持ちがいい、ありがたいといったこころの状態は、幸せホルモンセロトニンを分泌させ、心の血流を良くします。「味噌汁がおいしい」「花がきれいに咲いた、うれしい」。そんな身の回りの小さな喜びを、意識して感じるようにしましょう。

気持ちの高ぶりや興奮が、イライラや怒りの感情に起因する場合は、「肝」の項(P60)を参照ください。

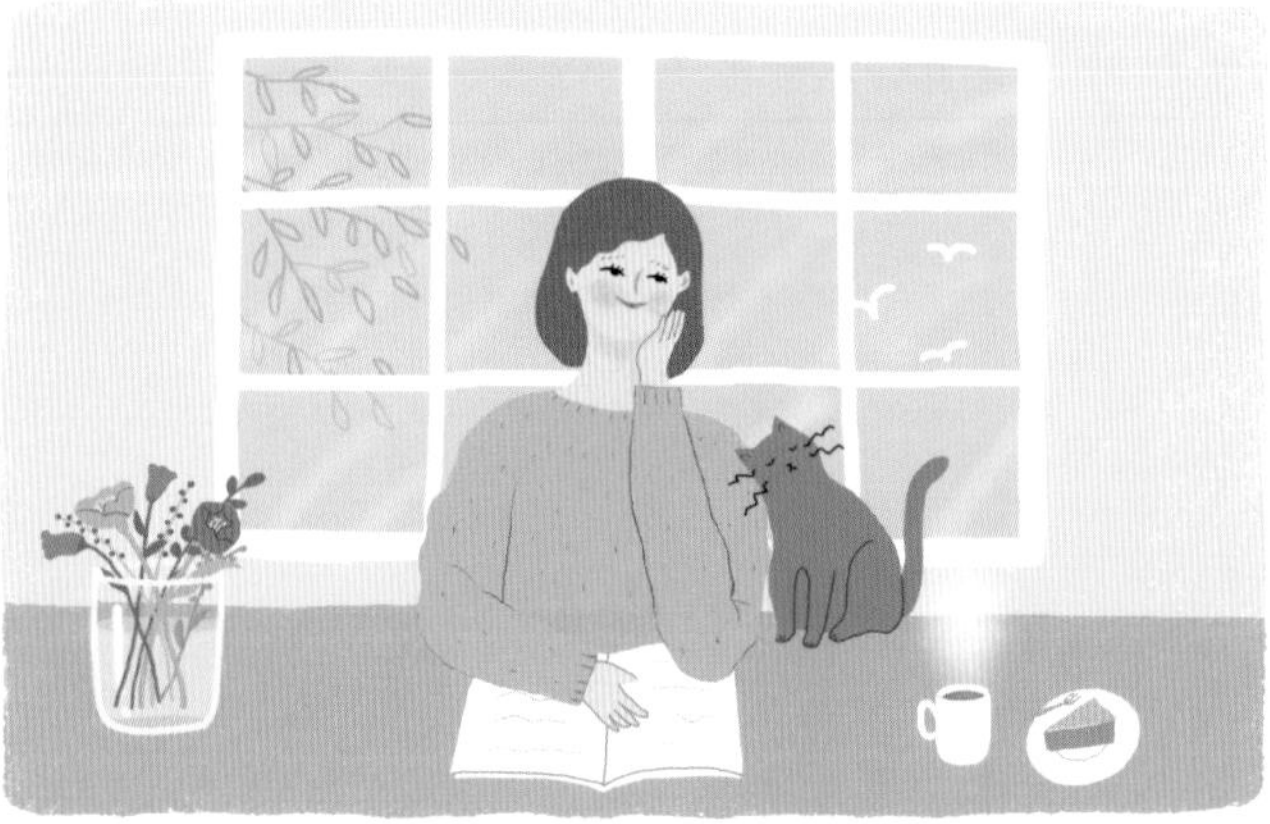

自分のために花を買う、お茶を淹れてゆっくり味わう、読みたかった本を読む。忙しい毎日ですが、「自分を大切にする」という時間がもてるようにしたいですね。

## 物忘れが多い

「あれどこに置いたかな？」「あの名前が思い出せない」。加齢とともに物忘れが増えるのは自然な現象で、あまり心配する必要はありません。

しかし、頻度が多い場合や、物忘れが生活や命をおびやかす場合、認知機能に影響を及ぼしている可能性があります。すぐに診察を受けましょう。服用している薬があれば、その副作用、相互作用も考えます。

また、忙しいという漢字は「心を亡くす」と書きます。文字通りこころを失うほど忙しい状況に接したとき、こころに大きな負荷がかかったとき、一時的にある期間の記憶が飛んでしまう、忘れるといった現象が起こることがあります（一過性全健忘症など）。これはこころからの大切なサインです。

## 無気力、放心状態

放心状態が続く、無気力状態で何もしたくないというときは、心のエネルギーの低下だけでなく、生命エネルギーを作り出す「気」のはたらきが弱っています。体が活動をストップして休んで、というサインを送っている証拠です。無理に動こうとすると、さらに心に負荷がかかってしまいます。

早めに休息をとりましょう。特に気のエネルギーをチャージするために、夜によく眠ること（昼に眠るのではなく）が一番です。

また、生命エネルギーが低下しているときは、他から生命のエキスをチャージするのもおすすめ。森林浴に出かけ清気を取り入れ、極力、加工されていない食品（魚を頭ごと食べる、玄米、生の野菜、海藻、木の実や豆など、そのままの形で）をいただきましょう。

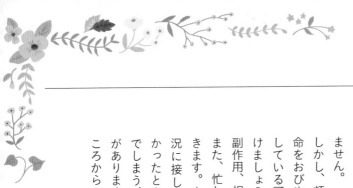

自分でできる診察方法

# 脾タイプ不調のサインをチェック

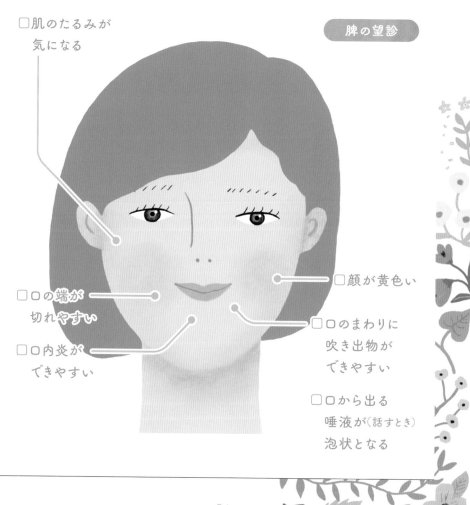

## 脾の望診×問診

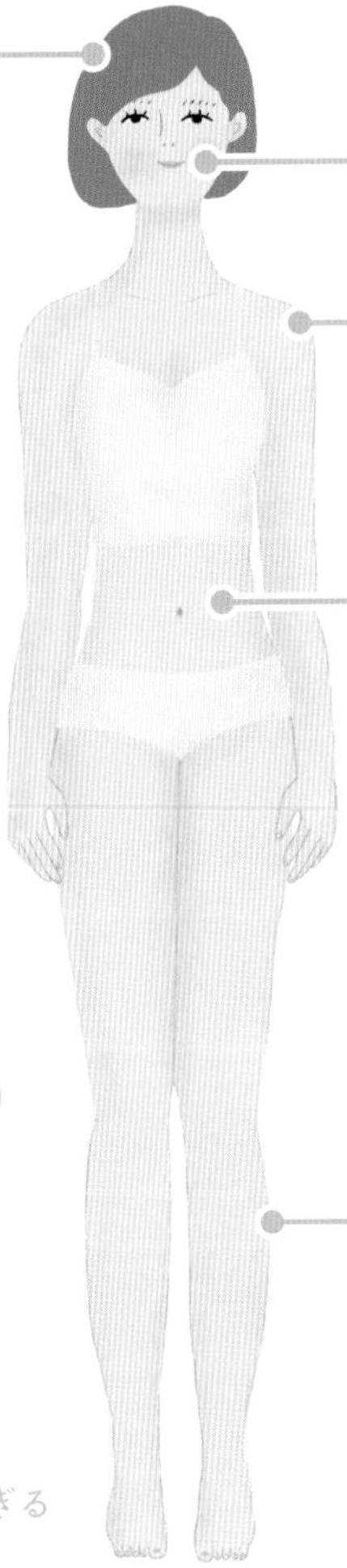

- □低気圧頭痛が起きやすい
- □食後眠くなりやすい
- □疲れやすい、だるさを感じやすい
- □寝汗をかく
- □冷えやすい
- □口臭が気になる
- □皮膚のアザ（内出血）が起きやすい
- □胃腸が弱い（もたれ、痛みなど）
- □軟便や下痢を起こしやすい
- □胃下垂、内臓下垂がある
- □月経血が少量でだらだら続く
- □手足がむくみやすい

### 脾のこころの問診

- □クヨクヨと思い悩む
- □ボ〜っとしていたい
- □やる気がでない
- □ため息ばかりでる
- □対人関係で緊張しすぎる

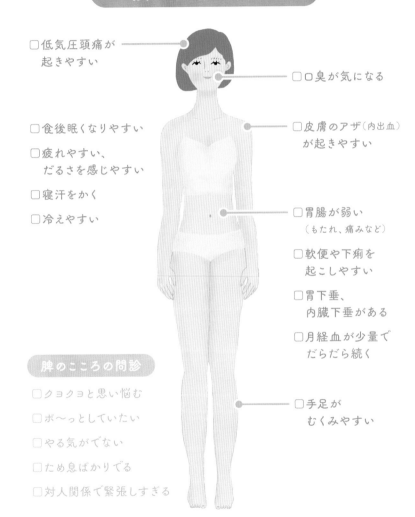

## 口のまわりに吹き出ものができやすい

口のまわりの吹き出ものは、飲食物の消化吸収に負担がかかっているという、脾胃のオーバーワークのサイン。吹き出ものの数や、赤みが強いほど脾胃に負担をかけています。チョコレート、スナック菓子、こってり系の食事や香辛料の食べすぎを控えましょう。

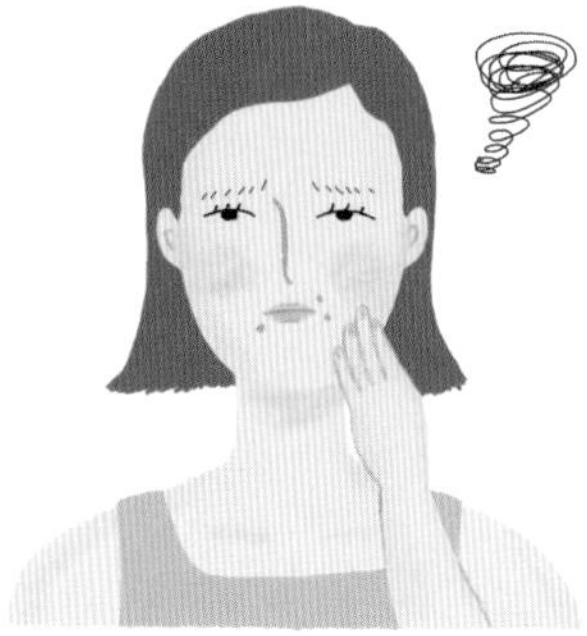

口のまわりの吹き出ものは胃腸からのサイン。胃に熱をもつので、口臭も発しやすい状況です。

## 口内炎ができやすい、口の端が切れやすい

口内炎は、脾胃の消化力が弱って、粘膜に炎症を持っているサイン。脾胃の負担を軽くするために、消化しやすいものを食べましょう。口の端が切れやすいのは、脾胃に生じた熱によるもので「胃熱」と呼ばれます。辛いもの、甘いものの食べすぎをやめましょう。

## 口から出る唾液が（話すとき）泡状となる

口のなかの唾液が多いから泡状になるのでなく、少ないために、話すことでこすれて泡が出ます。唾液や消化液が不足して、もたれや胃炎、口臭など、脾胃の不調を感じているはず。おかゆに梅干し、大根おろし、豆乳など脾胃を助け、潤う食材を取り入れましょう。

## 肌のたるみが気になる

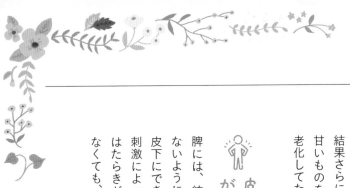

脾の五味は「甘」。脾胃のはたらきが弱い人は、甘いものを好む傾向があります。しかし、甘いものの食べすぎは皮膚をゆるませすぎて、結果さらにたるみます。西洋医学的に見ても、甘いものを食べすぎると糖化が進み、細胞が老化してたるみます。

## 皮膚のあざ（内出血）が起きやすい

脾には、統血作用（血液を血管内から漏らさないようにする）というはたらきがあります。皮下にできる青あざは、打ち身や打撲などの刺激によって内出血しますが、脾の気を作るはたらきが低下することで、特に強い刺激がなくても、青あざができやすくなります。

## 手足がむくみやすい

脾は飲食で得られた水を、全身に運ぶ「運化」というはたらきをします。脾の運化作用が弱ると、肺や腎に水を運ぶことができず、停滞し手や足がむくみます。冬より夏にむくむのは、冷たいものの飲食によって、脾も冷やされ、水の流れが悪くなるからです。

## 胃腸が弱い（もたれ、痛みなど）

脾胃の消化吸収を行う力が落ちています。ビールや脂っこいものの摂取を控えましょう。脾の消化吸収が滞ると、必要なもの（清）と不要なもの（濁）に分けて、受け入れをする小腸のはたらきにも影響し、本来必要な栄養分を体に吸収できなくなってしまいます。

## 月経血が少量でだらだら続く

月経が少量でだらだらと続くのは、脾の統血（血液を血管内から漏らさないようにする）作用が低下しているのかもしれません。食欲不振など胃腸が弱っていませんか？

あるいは脾が作りだす気のエネルギーが不足して排卵できず、無排卵性の出血が起きている場合もあります。大きなストレスが生じたり、急激な体重の減少があると、自身の体を守り、血の損失を避けるために、無排卵月経が起こることがあります。排卵というのは、自然に起きているようで、実は気のエネルギーをたくさん必要とするものです。

また、脾が弱いと筋力も低下します。月経血をだらだらと漏らさず、コントロールするためには、骨盤底筋の筋力を鍛えることも大切です。

## 疲れやすい 食後眠くなりやすい

食後は消化活動のために、脾に血液が集まってくるので、脾の力が足りない人ほど眠くなったり、体が重く感じたり、食べすぎると余計に疲れやすくなったりします。日頃から、ゆっくりよく噛んで食べ、脾の負担を軽減しましょう。

## 胃下垂、内臓下垂がある

胃や腸、子宮や膀胱などの臓器が、本来あるべき位置から下がっている状態のことを内臓下垂といいます。特に、胃下垂は胃もたれや消化不良などの脾の虚弱（脾虚）を伴います。予防するには筋力がカギ。猫背を正し、腹筋を鍛えましょう。

## 冷えやすい

リラックスして朗らかな気持ちのときは、手足の冷えをあまり感じませんが、不安や緊張があるときは、手足の冷たさを感じやすくなります。これは、脾が循環させる気血の流れが悪くなって、末梢への血流が滞っているからです。

気血が巡らないときは、体を使って気血を動かすのがおすすめです。ウォーキングを1日10~15分やるだけで、下肢の大きな筋肉が動き、全身の血液の巡りが改善されます。

もともと食べる量が少なく、消化力が弱い人は、温かいお茶や、白湯で胃の粘膜を温める習慣も良いでしょう。朝食は、パン、コーヒー、果物といった陰性食品は避け、和食を取り入れましょう。

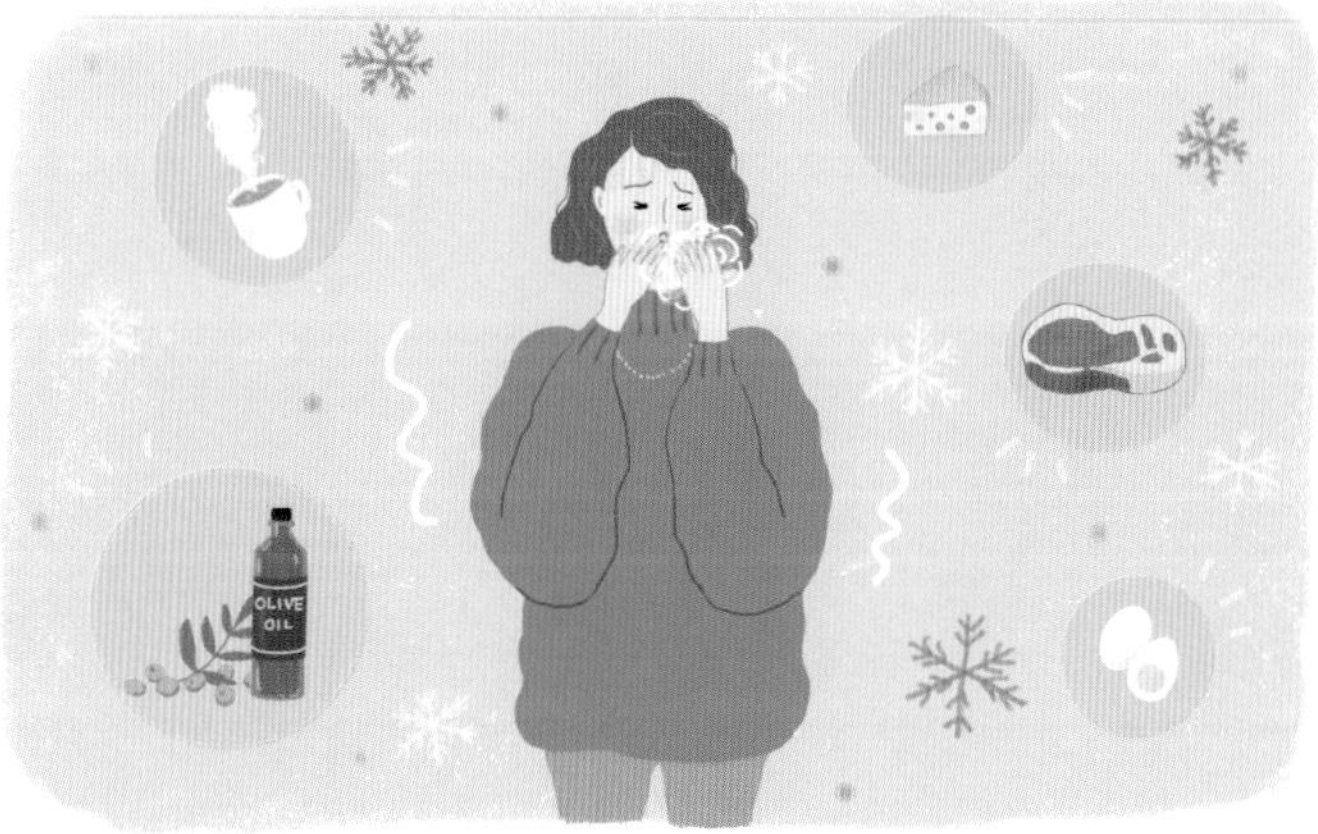


甲状腺機能が低下すると、代謝が低下し、慢性の冷えを感じやすくなります。さらに、コレステロール値が高い、脱毛が多い、気力が湧かないなどの症状があれば受診をおすすめします。

## 口臭が気になる

口臭は自分では意外と気が付かないもの。虫歯や腸内環境の悪化でも起こりますが、食べすぎで脾胃がお疲れ気味のとき、こってり系の食、あるいは、ストレス食いをしてしまったときなど、胃に熱がこもったときに、口臭が臭くなります。

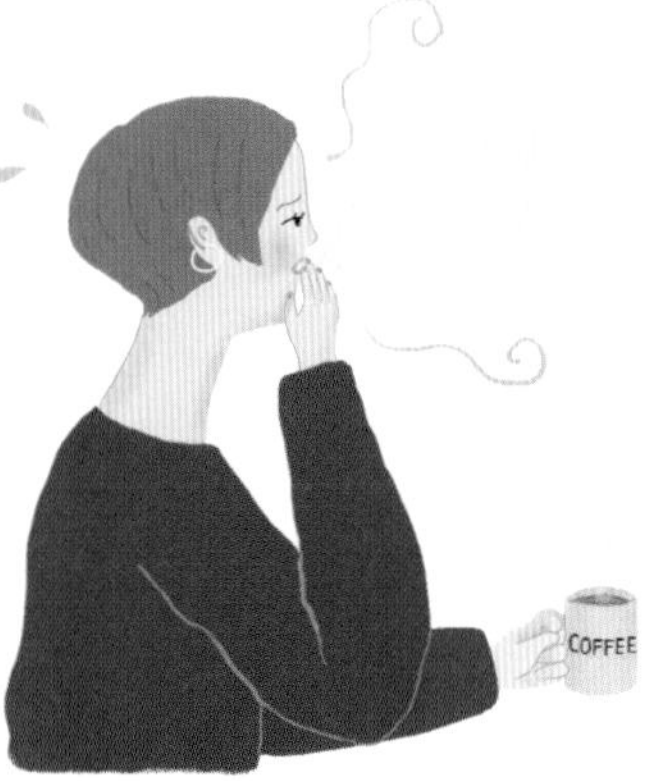

空腹時のたばこやアルコール、コーヒーなどの刺激物の摂取は口臭発生の原因に。

## 低気圧頭痛が起きやすい

雨が降る「低気圧頭痛」を訴えるのは、東洋学的な体質では体の「水はけ」が悪い痰湿タイプです。気圧の変化で脳の血管は拡張します。その血管からしみだした水分が停滞して、周囲の神経を圧迫して痛むのです。二日酔いや飲みすぎのときの吐き気や頭痛も同じです。脾胃のはたらきが弱いと、しみだした水分を速やかに回収することができません。脳の血管が拡張しての痛みは、温めたり、痛み止めを飲んでも効きにくいもの。むしろ「頭を冷やす、塩をなめる、カフェインをとる」などの血管を収縮させる方法が痛みをやわらげます。

低気圧の変化に弱いのは女性に多く、月経周期の関わりや、その日の体調によっても低気圧頭痛の影響が変わります。

# 「脾」タイプは体を動かしてみることが大事

生命エネルギーである「気」を作り出す脾は、体だけでなくこころのエネルギーも反映します。思ってばかりいる、思い悩むことが続くと、脾胃を弱めてしまいます。いったん「思うこと」を停止してゆるく動いてみたり、手足を動かしてみましょう。体が動くことで、気は連動して動きだすのです。

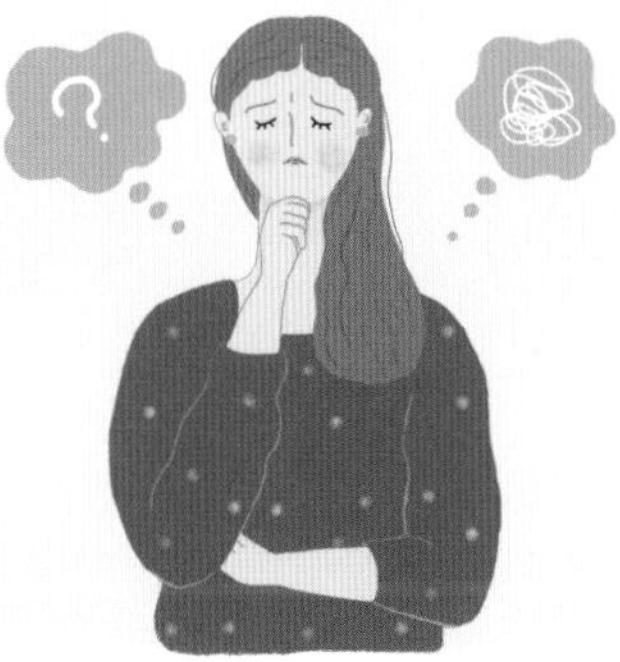

脾の五志:「思」

## クヨクヨと思い悩む

脾が弱ると「思いすぎる」ことが多くなります。クヨクヨ思い悩むのは、消化できず、腑に落ちない思いがあるのでは? 体とこころはつながっているので、消化の良いものを腹八分目いただき、体を動かし気血を巡らせましょう。少し辛いものを食べて発散するのもおすすめです。

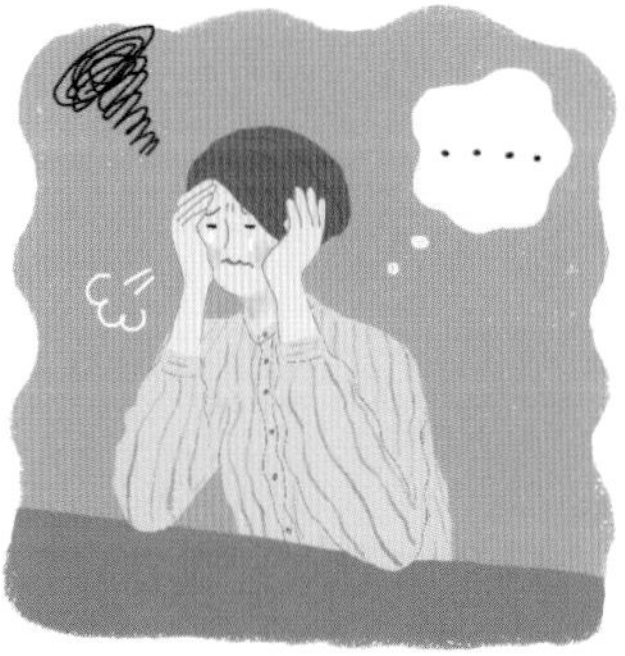

脾胃の弱い人は、クヨクヨと思い悩みがち。

## ボ〜っとしていたい

ボ〜っとしたいと感じるのは、「脳を休めたい」「リラックスしたい」ということころのサインかもしれません。ただ、いつもそう感じてしまうのは、気力の低下。脾のエネルギーが低下して気が巡らなくなっているか、心が循環させる血液の不足によって、無気力になっている可能性があります。

そんなときは、脾のはたらきを高めて、気を巡らせること。たくさん食べるという意味ではなく、香辛料やスパイスをたくさん使ったカレーや、唐辛子や山椒がピリっと気を発散させる麻婆豆腐を食べて脾胃の動きを活発にすることです。脾が動くと気も動くのです。さらに気が動くと血流も流れやすく、無気力のスパイラルから脱することができます。

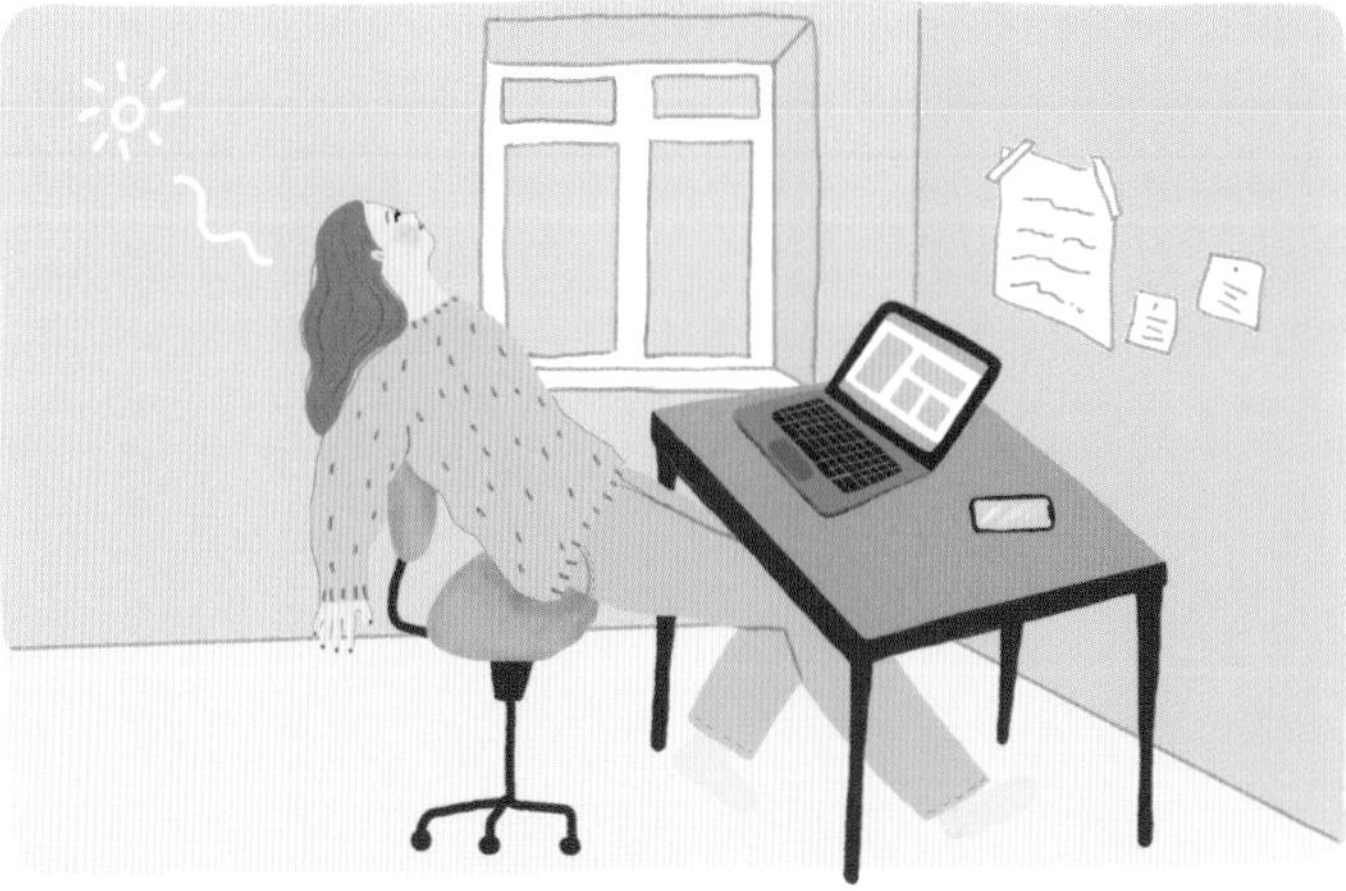

胃腸が弱って下剤や軟便になると、気が生成できません。結果、ついボ〜っとしがちに。こんなときは、消化が良く温かいものを少しずつ食べるようにしましょう。

## ため息ばかりでる

ため息は気がどこかで滞っている「気滞」の状態です。自然にため息をついて気を逃そうとしているのです。深呼吸を繰り返したり、体を動かしてみると気が動き出しますが、脾が弱って体力がないときは、シソやセロリ、ジャスミンティーなどを飲むといいでしょう。

## やる気がでない

やる気が出ない状態が続くのは、脾が作り出す気のエネルギーの低下。気を作り出すのは食事だけでなく肺が取り込む空気からも作られるので、深呼吸を大切にして、腹八分目を守り、気の不足を補う食材を参考にしてください。食べすぎも気力の低下を生みます。

## 対人関係で緊張しすぎる

スピーチやプレゼンの場面などで緊張しすぎる、手が汗でびっしょりになる、声がうわずって思考力が低下してうまく話せない、初対面の人と会うときはいつも過度に緊張する、という人は、脾胃や腎が巡らせる気が流れなくなっている証拠。人前で話すときは、温かい紅茶などを飲むと、喉や胃の粘膜の血流がよくなり、体のこわばりを緩めてくれます。また、動悸がするときは心を鎮める「紫胡加《さいこか》竜骨牡蠣湯《りゅうこつぼれいとう》」、のどのつかえをとり、声のエネルギーを高めるなら「半夏厚朴湯《はんげこうぼくとう》」というシソの葉が入った漢方薬がいいでしょう。そして、「思っているほど人は自分のことなど気にしていない」、そんな感覚をもつと少し楽になります。

自分でできる診察方法

# 肺タイプ不調のサインをチェック

肺の望診

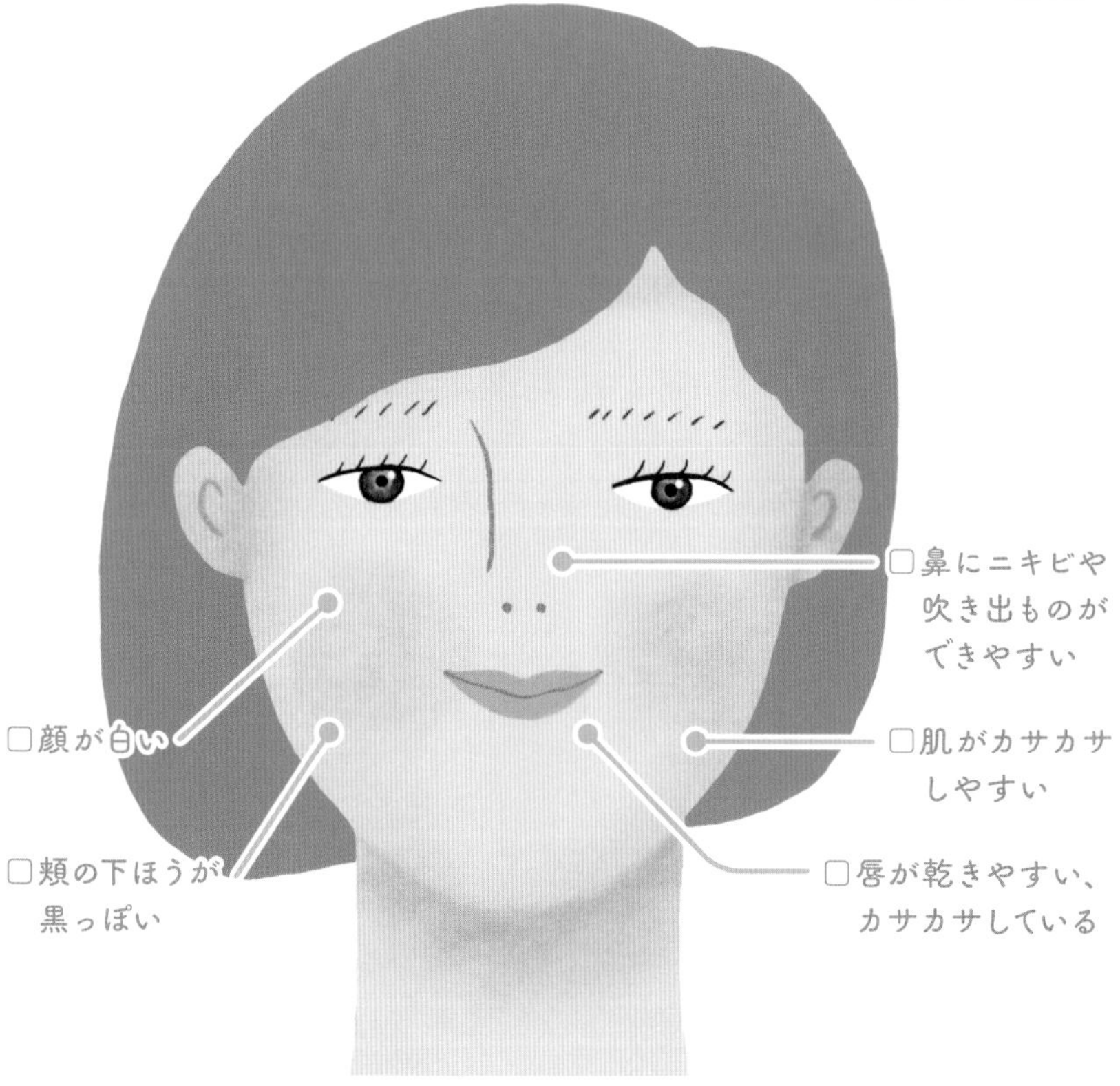
□鼻にニキビや吹き出ものができやすい
□顔が白い
□肌がカサカサしやすい
□頬の下ほうが黒っぽい
□唇が乾きやすい、カサカサしている

# 肺の望診×問診

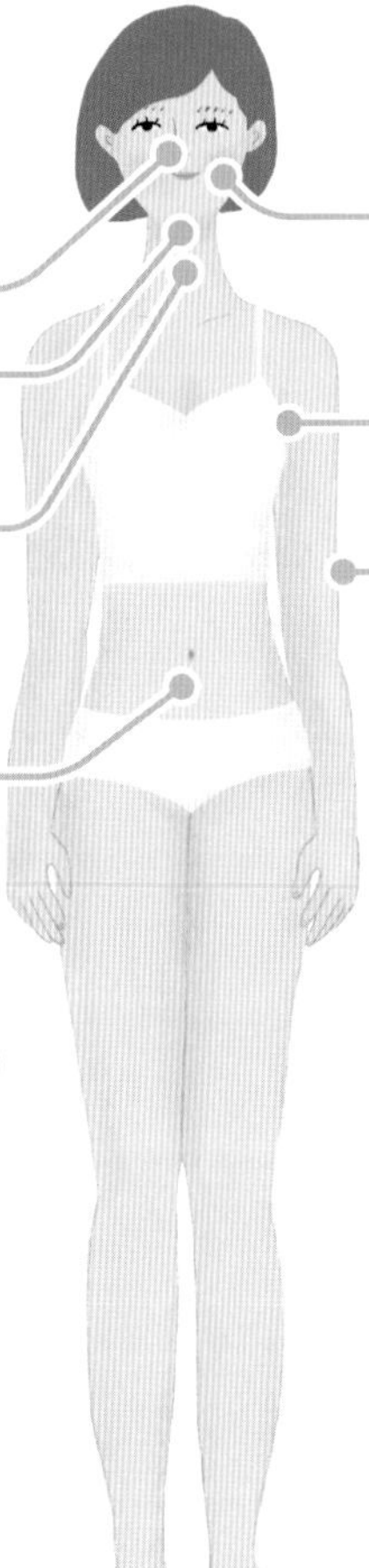

- □風邪をひきやすい
- □アレルギーがある
- □鼻水、鼻詰まりがある
- □声がかすれる、かれる
- □痰が出る
- □コロコロ便、便秘
- □口で呼吸していることが多い
- □汗をかきやすい
- □敏感肌

## 肺のこころの問診

- □憂うつになる
- □悲しさをいつも感じている
- □寂しい気持ちになる
- □心配性
- □のどの詰まり、のどの違和感

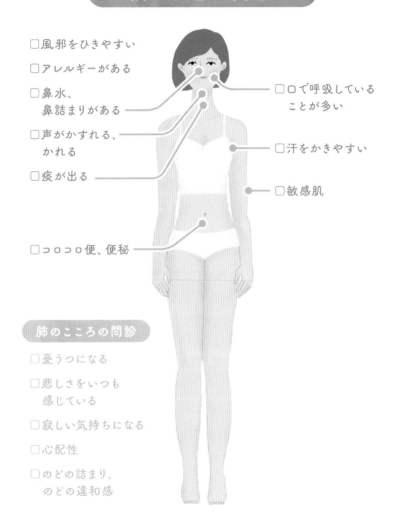

## 鼻のまわりの吹き出もの

油分が多いこってりした味のものや、糖質などの飲食が多くなっていませんか？　消化吸収に負担がかかり、代謝しきれなかった老廃物が、鼻の周辺に吹き出ものとなってあらわれます。鼻は大腸ともつながっており、便秘がちでも吹き出物がでやすくなります。

## 肌がカサカサしやすい

肌の潤いは毛穴から出る汗や皮脂の潤いに保護されています。この毛穴の調整をする肺のはたらきが弱ると潤いが不足します。また、血液の栄養が不足すると肌を作る栄養も不足してカサカサに。栄養のバランスや体の保湿、部屋の湿度を調整しましょう。

## 唇が乾きやすい、カサカサしている

唇の状態は、体の潤いを示すバロメーター。特に、唇が乾燥しやすい人は「肺の陰虚」＝肺が水を代謝し、潤すはたらきが弱っています。寝不足や風邪のときには、特に唇は乾きやすくなります。味付けが濃い、辛いものの食べすぎも、脾胃の粘膜が弱って唇は乾燥します。

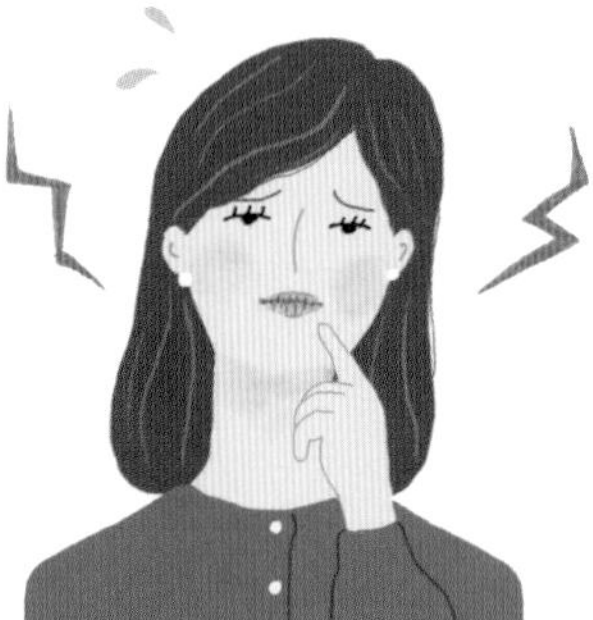

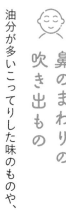

脾のはたらきが弱って消化液や唾液が不足しても唇は乾きます。唇は乾いても舐めないで。

## 頬の下ほうが黒っぽい

頬骨の下のほうが、部分的に黒っぽく見える、黒ずんでいるといった場合、肺の血流が悪くなっていると考えます。また、肥満による脂肪で肺が圧迫され、血流が悪くなることも頬が黒ずんで見える要因になります。慢性的な気管支喘息や喫煙が原因になる場合もあります。

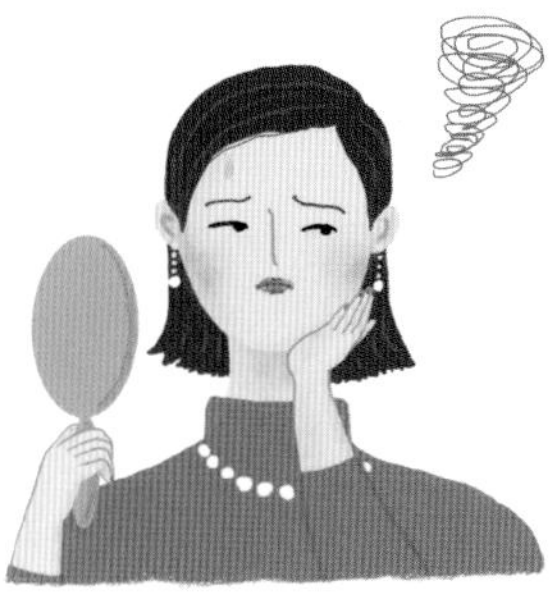

肺タイプの顔色は、基本は白色ですが、アレルギーの炎症が出ると赤くなったり、血流が悪化すると黒く見えたりすることもあるのです。

## 風邪をひきやすい

細菌やウィルス、寒さ、風、などの環境要因（＝外邪）から、体を守ってくれる肺の衛気《えき》が弱くなっています。特に外邪《がいじゃ》は気管支や鼻から侵入しやすいので、手洗い、うがいを徹底し、外邪を追い払えるように体を温め、血流を良くし、部屋の湿度にも気を配りましょう。

## アレルギーがある

アレルギーは東洋医学的にとらえると、本来は、肺のはたらきを助ける脾の機能が低下して、飲食物をしっかり消化、吸収できないことや、体を外邪から防御する、肺の衛気《えき》が弱ることが原因です。脾の消化力を高め、免疫と関わる大腸の環境を整えることです。

## 声がかすれる、枯れる

肺は潤いを好み、乾燥が苦手です。外気の乾燥によって気管支が潤いをなくしたり、副鼻腔炎によって、鼻や気管支に炎症が起こったりすると、声のかすれや、声枯れが起こりやすくなり、咳や喉の痛みにつながります。空気が乾く冬は加湿がマストです。

## 痰が出る

風邪などで炎症が起きたとき、異物を排出するために分泌されるのが痰ですが、甘いもの、冷たい飲食、脂っこい物の飲食が多くなると、余分な水分や、溜った老廃物が体に溜まる「痰湿《たんしつ》」の症状が出ます。舌の表面にベトベトした苔が多くないかチェックしましょう。

## 鼻水、鼻詰まりがある

鼻水や鼻汁が出るのは、本来はウィルスや細菌などを体内に入れないために、粘液と一緒に排出するという防御反応。風邪を引く前、引いた後にも症状がでます。サラサラと透明なら、冷えが強い状態。ねばっとした黄緑色は、頭部や鼻に熱がこもっている状態です。

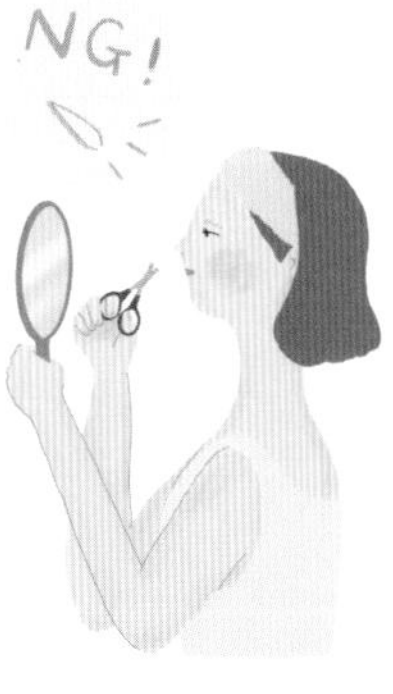


鼻毛は決して抜かない。毛包から引っこ抜くと、ウイルスや雑菌が入り込みやすく、感染症のリスクが高まります。必ずハサミでカットすること。

## 敏感肌

敏感肌は、肺の衛気《えき》不足から乾燥が進み、炎症を起こしている状態です。肌のキメが荒れないよう潤いを与えることが大切です。スキンケアで肌表面に保護膜を作ることも大切ですが、質の良い油（魚油などのオメガ3の油脂など）の摂取で内側からも防御しましょう。

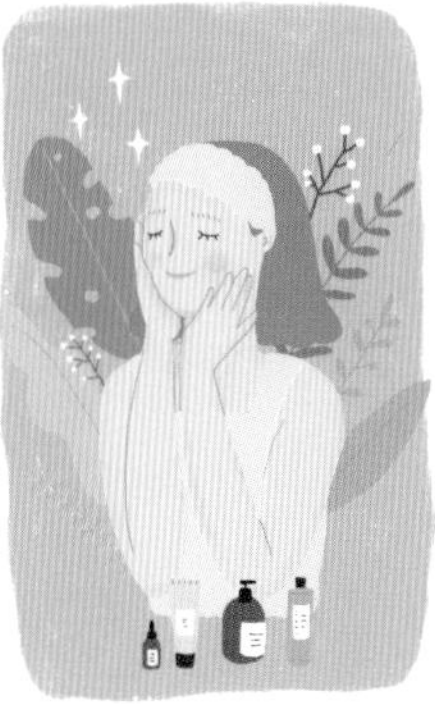

敏感肌は、肌の「バリア機能」が弱くなって肌のキメが乱れています。潤いを保持するため、体の内側と外側からのアプローチが大切です。

## コロコロ便、便秘

肺の季節である秋がやってくると、「便が固くなった」「コロコロ便」という訴えを聞きます。これは、肺の腑である「大腸」の内側が乾燥して、熱が腸にこもっているサイン。便秘の漢方薬を継続して服用し続けることは、おすすめしません。本来、自分の腸がもつ排泄機能も低下させるため、以下を心がけましょう。

**❶朝食を抜かないこと。**
**❷腹筋をつけること。**
**❸熱を生む食材（揚げもの、辛いもの、肉食料理、酒など）を取りすぎないこと。**
**❹さつまいもなどの不溶性繊維は、食べすぎると逆に便秘の原因に。海藻、果物など水溶性繊維を摂取する。**
**❺ネバネバ食品（納豆、めかぶ、山芋）を食べる。**

## 汗をかきやすい

肺のはたらきが弱って起こる発汗は、体表面の気が弱り、衛気不足になるので、だらだらとたくさんかいたり、寝ているときまで汗をかいて風邪をひくことも。衛気のバリアをしっかり張って毛穴を引き締め（P174）、気を作る脾のはたらきも高めましょう。

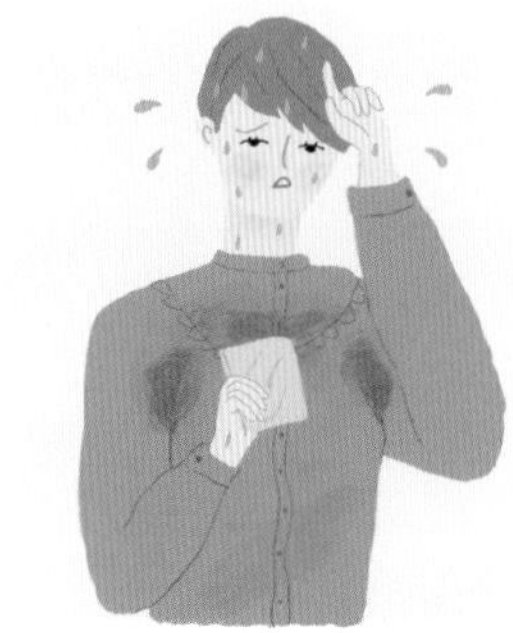

心のはたらきが弱っているときは、焦りや不安で汗をかきやすくなります。

## 口で呼吸していることが多い

口呼吸は鼻炎の症状がある人に多く、口が乾き感染症のリスクが高まるので、口周りや舌の筋力をつけて治しましょう。「あ〜い〜う〜べ〜っ」と口を大きく開けたり、横に引いたりして発声します。食前10分前に行うと、唾液が分泌され効果的です。

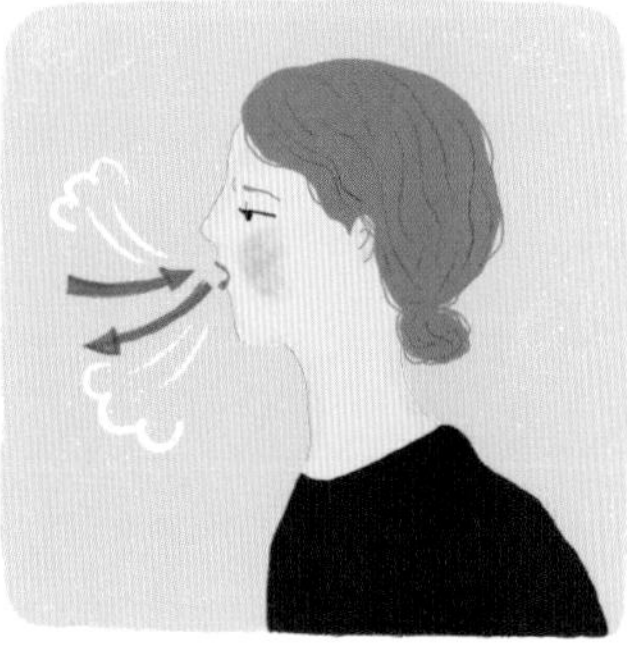

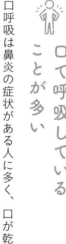

口呼吸はお肌のたるみにもつながります。口元の筋力を鍛えましょう。

# 「肺」タイプは、体にもこころにも潤いが必要

肺は体とこころを守る衛気《えき》を作り出すとき、清純な空気と脾からの水が必要です。この水がないと、全身を潤わせることができず、体のあちこちが乾いてしまいます。こころの潤いが消えると、肺は「悲しい」という感情があらわれます。肺には呼吸と潤いが必要です。

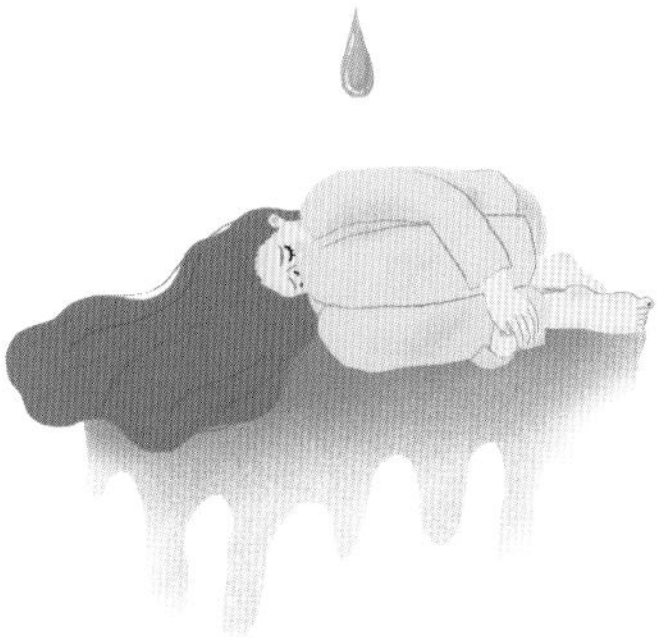

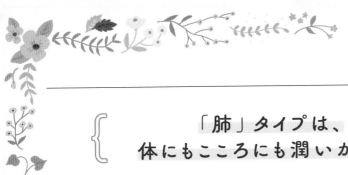

肺の五志:「悲」「憂」

## 悲しさをいつも感じている

肺のはたらきが弱っている人は、「悲しみ」や「憂うつ」という感情が起こりやすくなります。この悲しさは肺の機能とつながっています。肺は呼吸で取り入れた空気と、脾から取り入れた栄養で「気」を作ります。ところが、この呼吸器のはたらきや、脾のはたらきが低下すると、作られた気が足りず、絶えず消耗しているような状態になります。気のバリアが張れないと、こころの中に「邪《じゃ》」が入り込みやすく、その影響で悲しみがより深くなりやすくなります。

悲しみを少しでも軽くするには、邪を「発散」すること。肺を助ける五味は「辛(からい)」です。香辛料やスパイスの効いた料理やチャイなどで血行を良くし、毛穴を広げ発汗して気を発散しましょう。

## 悲しい、憂うつ

「悲則気消」と言うように、悲しみに気持ちが沈むと、肺が傷つき、気も消耗します。気づくと、ため息が漏れていませんか？　憂うつな気持ちに加え、日中の眠気や倦怠感、気力や食欲がない、呼吸が浅い、息苦しい感じがするなどの症状があることを「気鬱《きうつ》」と呼びます。精神的な抑圧や、ストレスなどが影響し、全身を流れる気が巡らずに停滞しているのです。

清らかな空気を欲するなら、汚れた空気も同時に吐かねばなりません。潤いを欲するならば、乾きを避けなければなりません。肺は、全身に潤いを与えます。ゆっくりと深い呼吸を繰り返し、自分のこころにもたっぷりの潤いを与えましょう。

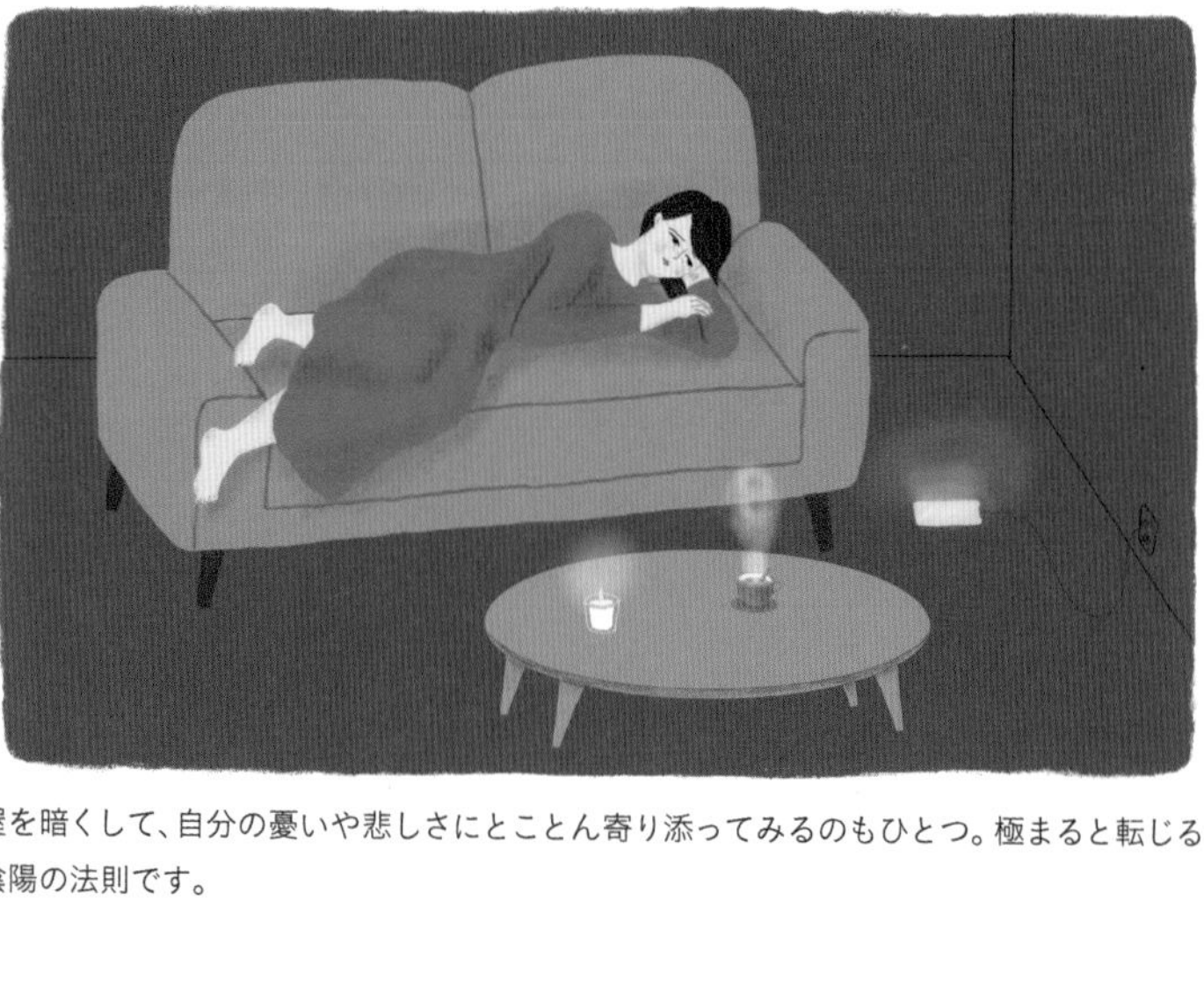

部屋を暗くして、自分の憂いや悲しさにとことん寄り添ってみるのもひとつ。極まると転じるのが陰陽の法則です。

## 寂しい気持ちになる

寂しさとは、人間関係や社会のなかで、自分が孤独であると感じること。それは、誰かとつながっていたいという気持ちや、愛を求めるゆえのものかもしれません。心身が弱っているときは、より孤独感を強めます。

こんなとき、心の交流ができる友人と話したり、パートナーとのスキンシップはとても有効です。皮膚、皮毛は肺とつながっている器官。肌をやさしくさすってもらったり、ハグするなどのスキンシップは愛情ホルモンであるオキシトシンを分泌させます。

また、ヘッドマッサージを受ける、アロマセラピーを受ける、ペットやお気に入りのぬいぐるみをギュっと抱きしめるといった行為も効果的です。

## 心配性

先を見越しては憂いて心配になる、先に立つ心配が多くて行動ができない。心配は不安の一部と考えられます。

周囲の環境や、対人関係、物事に過敏に反応しすぎて疲れてしまう、体調が悪くなってしまう、そんな人を「HSP（超繊細な人）」と呼ぶことが多くなりました。肺のはたらきが低下すると、気のバリアである衛気《えき》も弱ってしまい、周りの気の影響も受けやすくなります。

また、脾胃のはたらきが弱ると、気を作り出すことができません。

大切なのは、ゆっくりよく噛んで食べ、睡眠をしっかりとること。人と比べることをやめ、自分のエネルギーの範囲内で無理なく動くようにすることです。

自分でできる診察方法

# 腎タイプ不調のサインをチェック

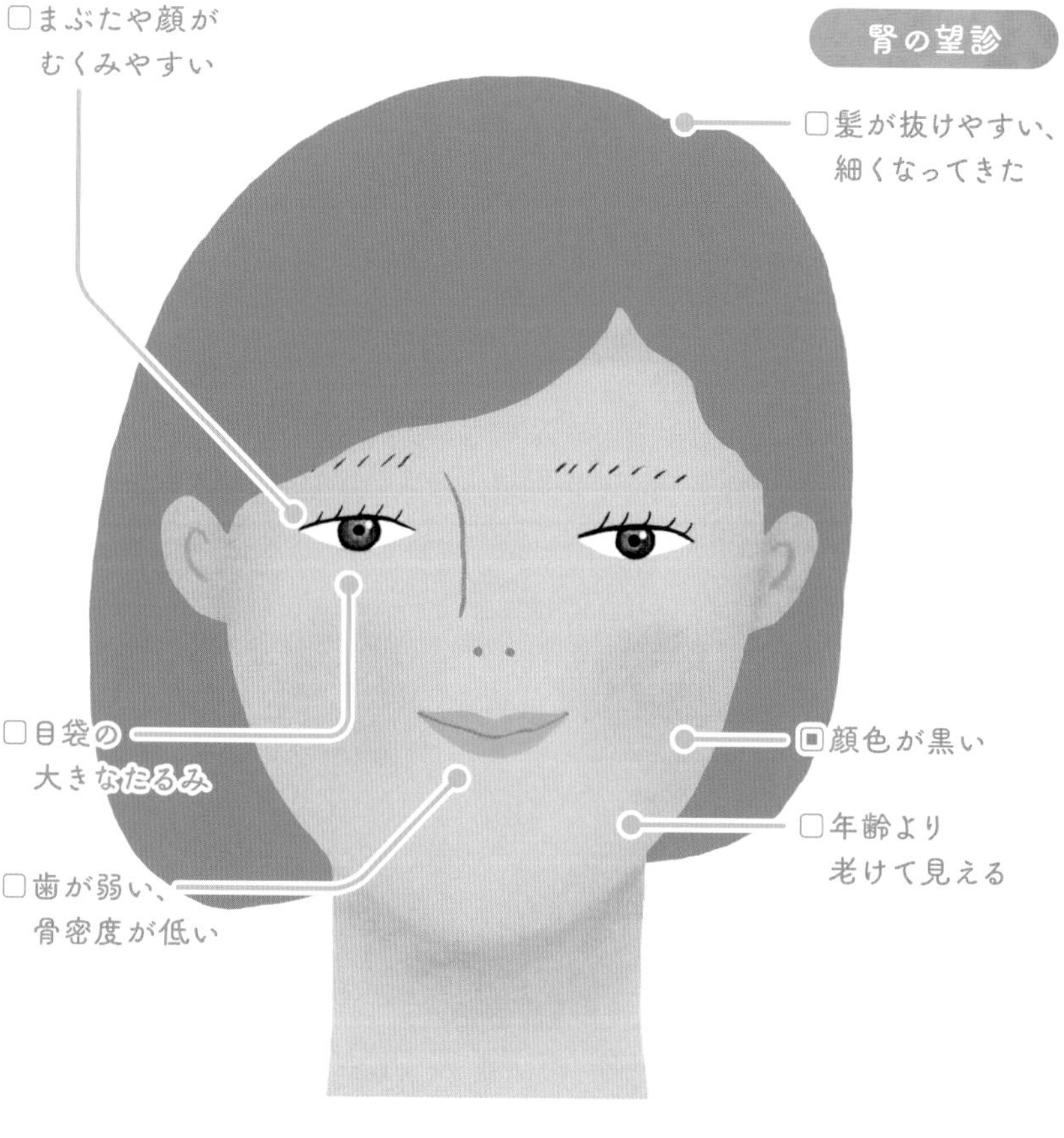
腎の望診
□まぶたや顔がむくみやすい
□髪が抜けやすい、細くなってきた
□目袋の大きなたるみ
□顔色が黒い
□年齢より老けて見える
□歯が弱い、骨密度が低い

# 腎の望診×問診

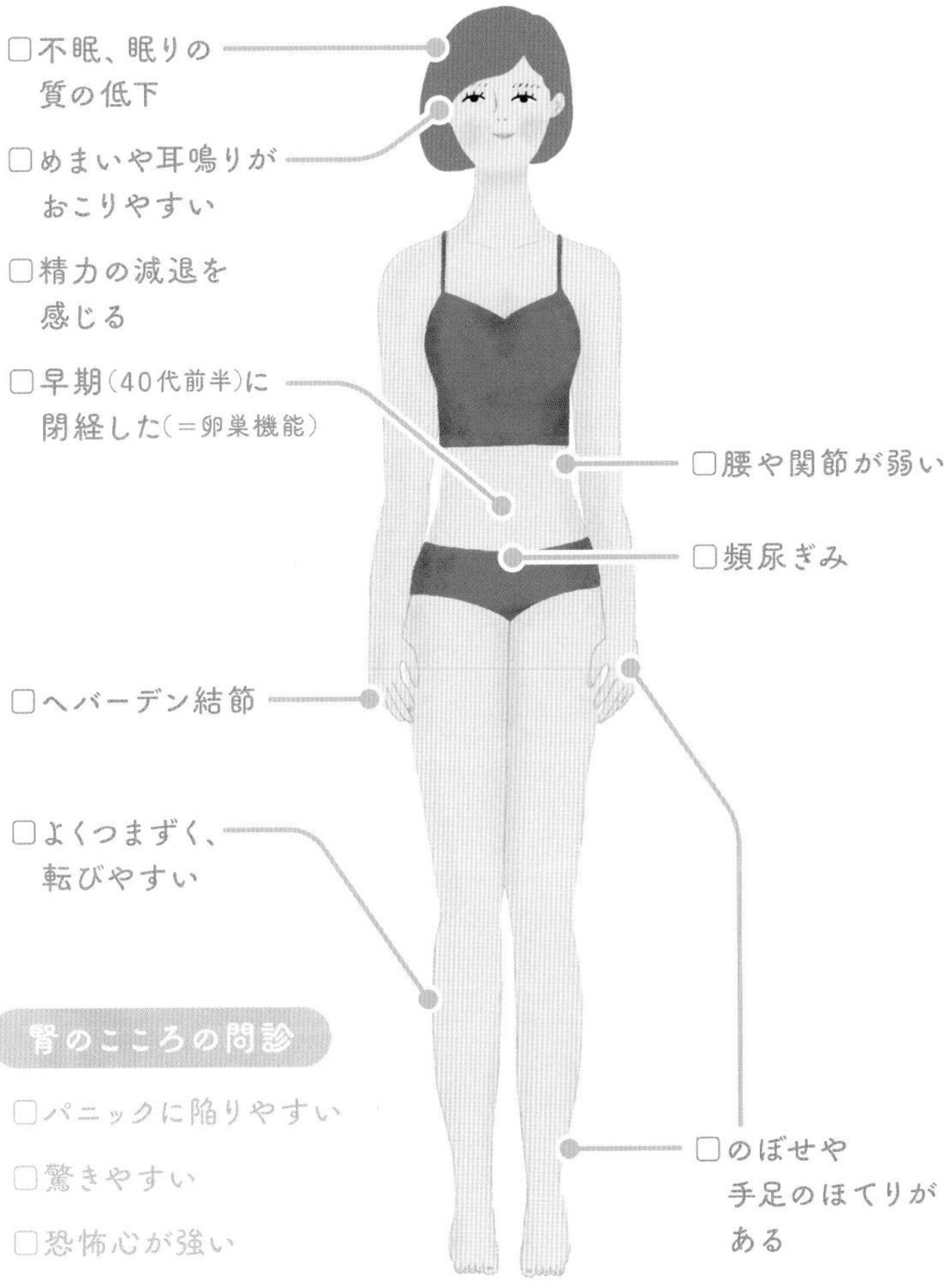
□不眠、眠りの質の低下
□めまいや耳鳴りがおこりやすい
□精力の減退を感じる
□早期(40代前半)に閉経した(=卵巣機能)
□腰や関節が弱い
□頻尿ぎみ
□ヘバーデン結節
□よくつまずく、転びやすい
□のぼせや手足のほてりがある
腎のこころの問診
□パニックに陥りやすい
□驚きやすい
□恐怖心が強い

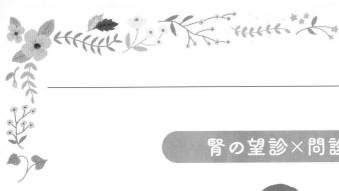

## まぶたや顔がむくみやすい

むくみの症状を訴える人は多くいます。一番むくみやすいのは体の下にある足です。しかし、顔やまぶたがむくみやすいという人は、腎の基本のはたらきである、血液をろ過し、排泄するという機能が弱っている可能性があります。不要な老廃物、塩分、水分などが体にたまってむくむのです。まずは、味の濃いものや塩分を控えましょう。

腎の機能の低下は、東洋医学的に言うと、生命の貯蔵庫である「先天の気」を弱らせる要因となります。飲食や寝相の影響がないのに、「パンパンにむくむ」「毎日むくむ」「顔やまぶただけでなく手足もむくみ」なら赤信号のサイン。必ず受診してください。

## 目袋の大きなたるみ

目の下の皮膚のたるみは目袋と言います。目袋のたるみは、血行不良やリンパの滞りが原因です。腎の水を代謝するはたらきの低下により、不要な水が脂肪とともに停滞し、筋がたるむことで起こります。お酒の飲みすぎを控え、体を温めて老廃物を代謝させるために、入浴を習慣にしましょう。

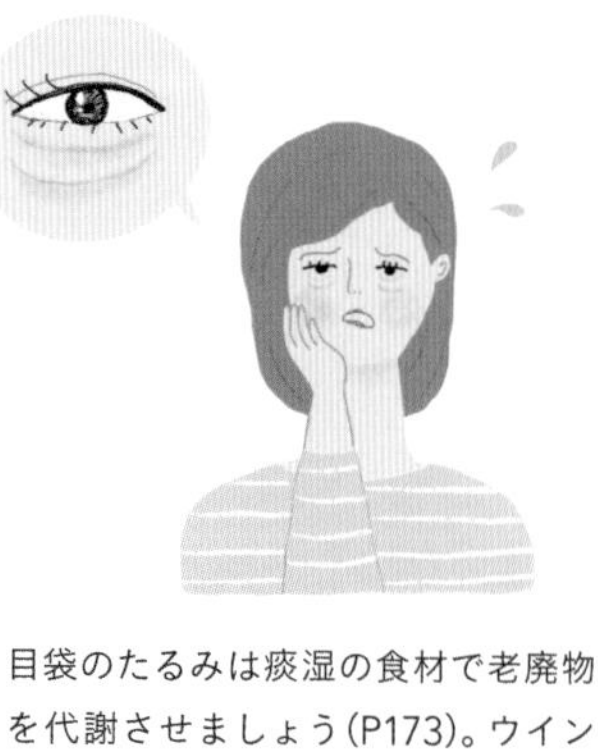

目袋のたるみは痰湿の食材で老廃物を代謝させましょう(P173)。ウインクを繰り返す運動も目の周りの筋肉を鍛えるのに効果的です。

## 髪が抜けやすい、細くなってきた

髪は「腎の華」と言われ、毛量、ハリツヤなどの状態から、老化と関わる「腎」のすこやかさがあらわれる場所。加齢により髪が薄くなるのは自然なことですが、栄養不足と頭皮への血流が滞ると、さらに抜け毛は進行します。補血する養生と、頭皮への血流促進のためのヘッドマッサージを行いましょう。

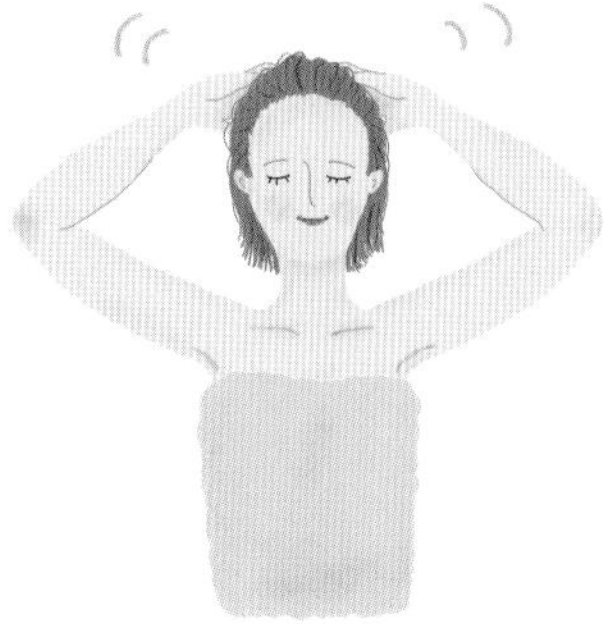

髪は「血の余り」と言われ、血液の栄養がないとハリツヤは生まれません。頭皮が張って固いのは、血の流れが不足しています。

## 年齢より老けて見える

髪の量や白髪の多さ、シミ、シワ、歯の弱さや、背中や腰の曲がりは、見た目の老化に大いに影響します。これらはすべて腎と関わりの深い場所です。

東洋医学の原典には、女性は35歳、男性は40歳頃から容姿も含め、老化が始まるとしています。腎の「先天の気」も減りはじめる頃なので、男女ともに、この時期からは生き方働き方を見直すことが理想です。

食べたもので体やこころは作られます。食事の質や量も見直しましょう。特に、日常的に食べすぎている人は、脾胃のエネルギーを消耗しているので、気・血・水が十分に巡らず、老化に直結してしまいます。また、腎と関わりが深い感情は「恐」。恐れの感情は老化の速度も早めます。

## 歯が弱い、骨密度が低い

腎のはたらきが低下すると、歯が弱くなったり、骨がもろくなって骨折や骨粗鬆症のリスクが高まります。西洋医学的に見ても、腎機能が低下すると、ビタミン$D_3$の濃度が低下してカルシウムの吸収が悪くなります。

カルシウムが多く含まれる食材で、歯や骨が強くなるのは30代まで。それ以降は脾胃のはたらきが低下し、カルシウムの吸収力が落ちてしまいます。特に、女性ホルモンの影響で閉経後は骨密度が低下しやすいので、骨粗鬆症の予防のためにも、腎の老化を防ぐことが大切です。腎の基本の養生を行い（P178）、適度に日光浴を行い、筋力の低下を防ぐために運動を行うこと。黒豆などの黒い食材は、腎のはたらきを高める食材です（P180）。

## ヘバーデン結節（指の第一関節の腫れ、痛み）

手の甲がわ、指の第一関節がぽこっと出っ張り、時に強く痛みを感じるヘバーデン結節。指の先端に不要な水（粘液）が溜まり、指が変形していくことがあります。

更年期以降の女性に多いことから、ホルモンが関与していると言われますが、東洋医学的な原因は老化や水をつかさどる腎のはたらきの弱りと、「湿熱《しつねつ》」と考えます。湿熱とは、体を潤す水の流れが部分的に滞り、その場所に熱をもった状態のことです。流れの悪い水は「水たまり」のようによどんで熱をもつのです。指先のマッサージを行い、湿を指先に溜めないよう流すことが予防になります。血流を改善するビタミンE、炎症を鎮めるオメガ3の油やマグネシウムの摂取も効果的です。

## 不眠、眠りの質の低下

腎が関わる不眠は、潤いの不足（＝陰虚）につながります。腎が代謝する水の不足から、体の熱が優勢になり、夜になっても深部体温が下がらず、熟睡できないのです。深部体温は入浴後に下がりやすく熟睡につながります。深夜に活動する人、こたつ、ホットカーペットの上で寝る人も眠りの質が悪くなります。

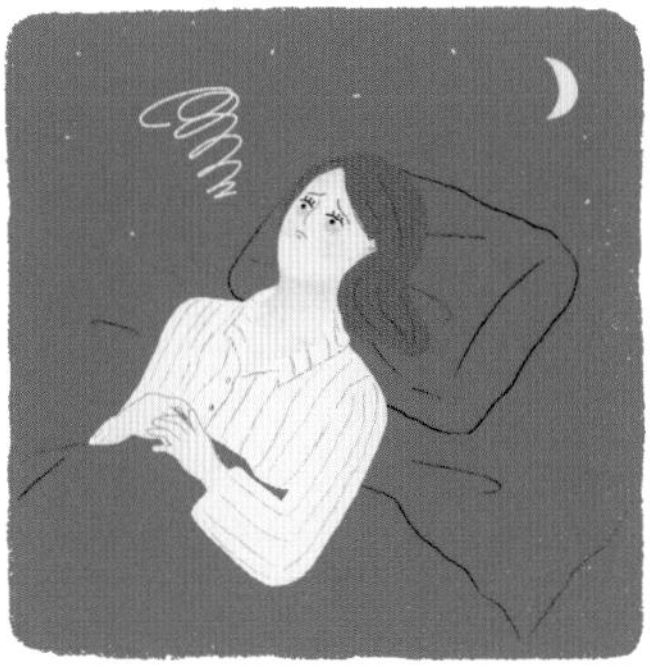

足が冷えて眠れない人は、足元だけに電気毛布を敷いたり、ペットボトルにお湯を入れて活用しましょう。

## 頻尿ぎみ

頻尿は、加齢によって腎の排泄機能が弱っている、あるいは「膀胱でためる力」が骨盤底筋の低下で弱っていると考えられます。腎は寒さ、冷えを嫌うので、ビールやアイスコーヒーなどの冷たい飲食を控え、温かいものを摂取すること。また、骨盤底筋を鍛えることが大切です。

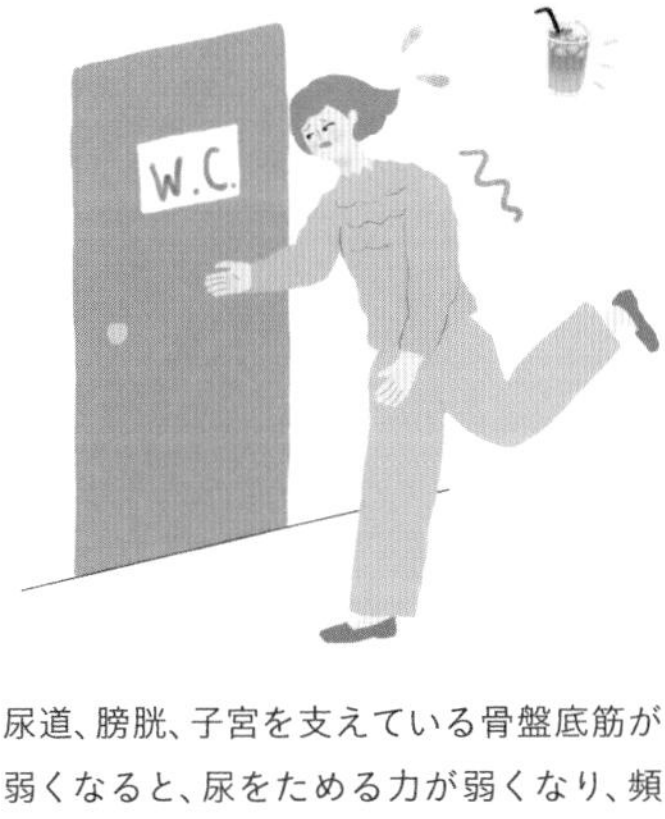


尿道、膀胱、子宮を支えている骨盤底筋が弱くなると、尿をためる力が弱くなり、頻尿や切迫性失禁にもつながります。

## めまいや耳鳴りが起こりやすい

めまいは、ストレスで内耳の血流が悪くなっているところに、腎の水の代謝機能が弱って、内耳のリンパ液がむくみを起こすことで、めまいを感じます。耳鳴りは、内耳の血流低下に瘀血《おけつ》が重なって起きやすくなります。むくみを軽減するために甘いもの、冷たいものを控えてストレス対策を。

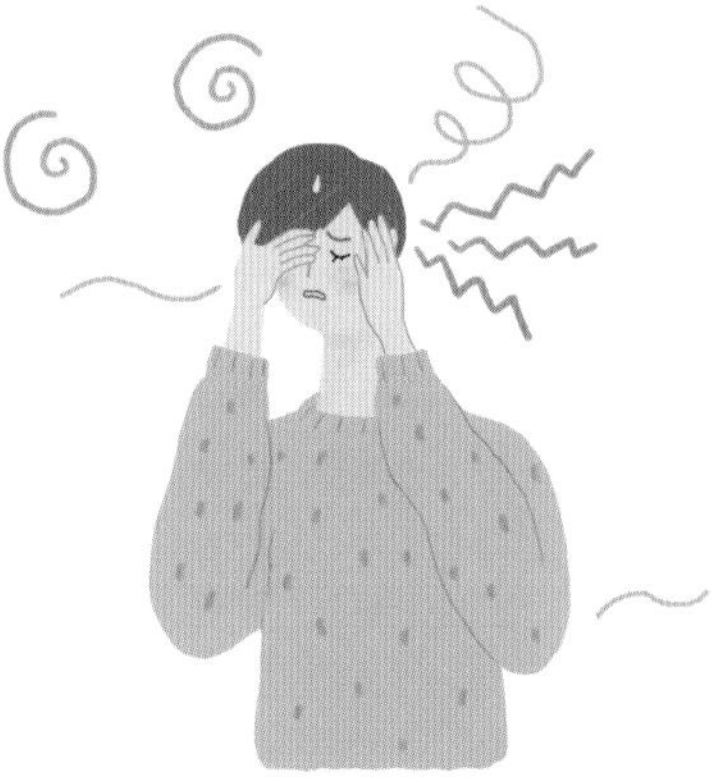

目の使い過ぎ、視力の低下からもめまいを誘発することがあります。PCやスマホは控えめにして。

## よくつまずく、転びやすい

「老化は目と足から」と言いますが、段差や何もないところでよくつまずくようになったり、転びやすくなるのは、腎の弱り。足腰の骨や筋力が低下している状態です。足を上げているつもりでも、膝から上がっていないのです。筋力をつけ、正しい姿勢で歩行する意識をつけましょう。

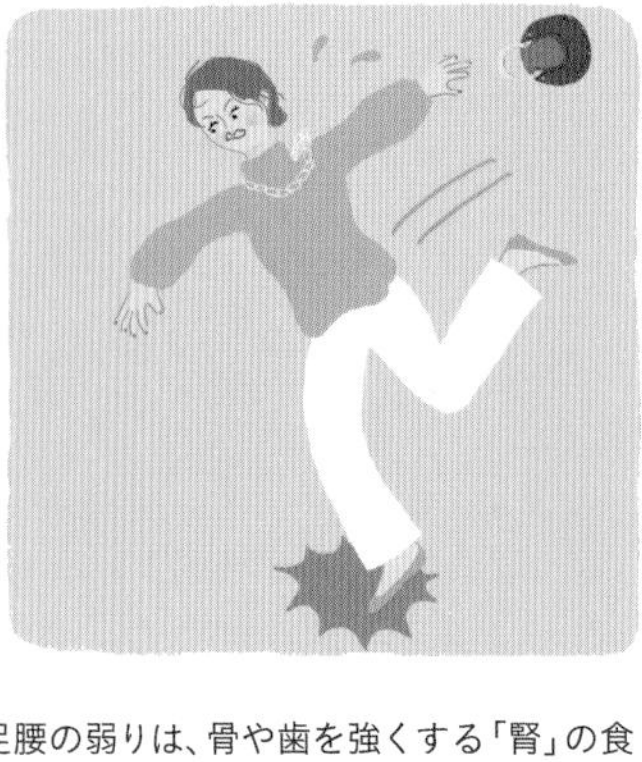

足腰の弱りは、骨や歯を強くする「腎」の食材をとり入れましょう(P180)。

## のぼせや手足のほてりがある

潤いや水分で満たされている若いうちは、のぼせや手足がほてって熱くなることはあまりありませんが、年をとるとのぼせやほてりが増えてきますます。これは、腎が潤わせる水の不足（＝陰虚）が原因です。寝不足、サウナや香辛料などでの多量な発汗を避け、イライラをためないようにしましょう。

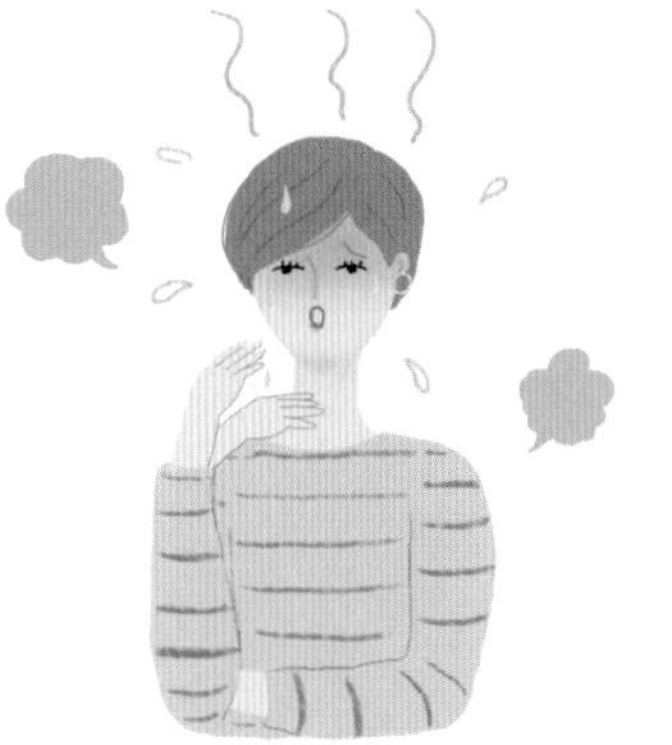

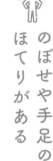

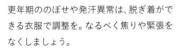

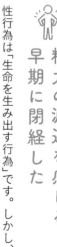

更年期ののぼせや発汗異常は、脱ぎ着ができる衣服で調整を。なるべく焦りや緊張をなくしましょう。

## 精力の減退を感じる 早期に閉経した

性行為は「生命を生み出す行為」です。しかし、東洋医学では、行きすぎた性行為は、生殖をつかさどる腎のエネルギーを消耗すると言って戒めています。

とはいえ、現代人は男女ともに性欲の減退が顕著です。それは、こころと体に余力がないという生命力が弱ったサイン。ストレスや過労が重なり、腎のエネルギーをこれ以上消耗しないように、こころと体が本能的にストップをかけているのかもしれません。

早期に閉経してしまうのは、卵巣の機能と深く関係があり、腎の生殖機能の低下です。栄養のアンバランス、過労、ストレス、喫煙などの要因でリスクはさらに上がります。

## 「腎」タイプは ゆっくり穏やかな暮らしを

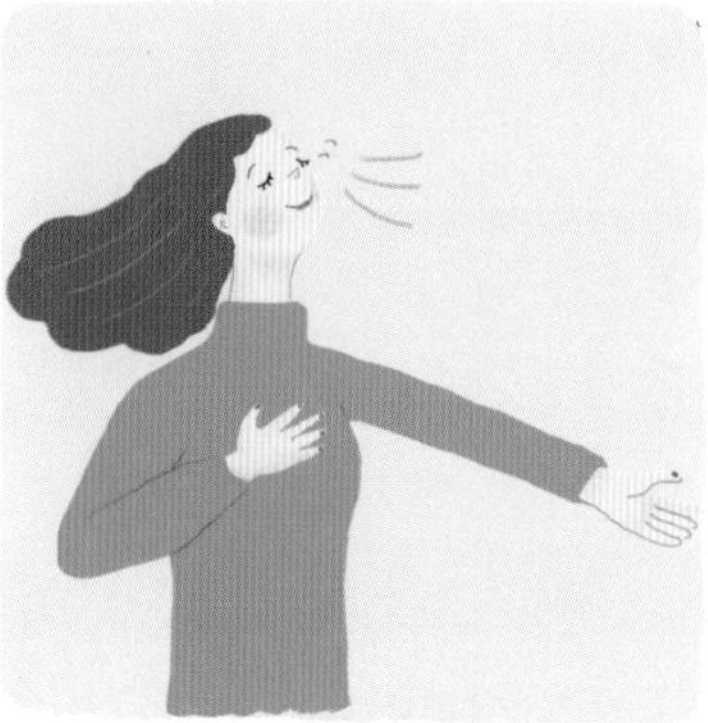

腎の五志:「恐」「驚」

生命エネルギーの貯蔵庫である腎。ろうそくの灯火が少しづつ短くなるように、人の生命エネルギーは有限です。四季では「冬」を象徴する腎だからこそ、ろうそくを激しく一瞬で燃やし切るような生き方でなく、ゆっくりと穏やかに、でも、いきいきと明るく灯したいですね。

### パニックに陥りやすい

パニックが起きている最中は、動悸や突き上げるような怖さを感じ、呼吸がしにくい状態です。腎は弱ると「納気《のうき》」(＝吸った空気を納めること)ができなくなり、怖さ、恐怖を感じやすいのです。鼻呼吸になるよう目を閉じて、ゆっくりと「吐く」ことに意識を集中し、繰り返しましょう。

### 驚きやすい

驚きやすい人は、「先天の気」が弱っている可能性があります。悩みや心配事などから起こるストレスが積み重なり、心穏やかにならず焦燥している状態です。まずは十分な睡眠が必要。ぐっすり眠るためには、腎の養生とともに血をしっかり作ることも大切です。

## 恐怖心が強い

恐怖心は「生存本能」が根底にあり大切な感情ですが、過度に強い人は、脳の一部である扁桃体が過剰に反応していることが知られています。

扁桃体のはたらきが過剰になりすぎると、ささいなことでも不快感が増し、副腎からのストレスホルモン（コルチゾール）の分泌が増え、さらにこころが疲弊してしまうという負のスパイラルに。腎の領域である副腎からのストレスホルモンを減らすことで、扁桃体の活動を和らげることが大切です。

ビタミンB群やカルシウム、アミノ酸などの豊富な栄養素やミネラルを摂取すること。一日30分のウォーキング、好きな香りを嗅ぐこと。ネガティブな情報を遠ざけ、マインドフルネス（瞑想）を行うこと。また、オキシトシンという愛情ホルモンを増やすことも、扁桃体の暴走にブレーキをかけることが知られています。パートナーやペットとのハグや、マッサージを受けるのも良いでしょう。

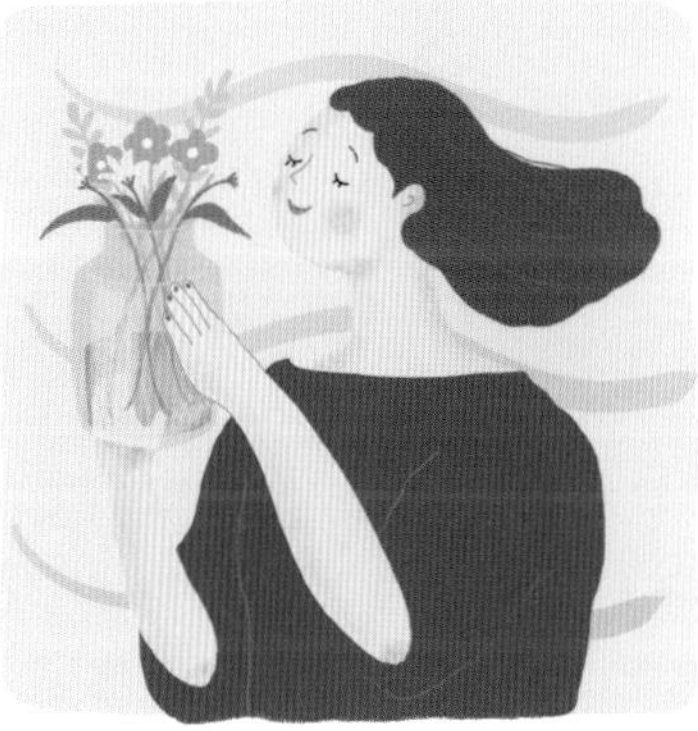

香りは嗅覚からすぐに脳に伝わるので、すばやく気分転換したいときは、お気に入りのアロマや花の香りを嗅ぎましょう。

COLUMN

## 先天の気と後天の気

わたしたちの体を「乾電池」だとイメージしてみて下さい。

Aさんの乾電池は、もともとバッテリーの容量が少なめ。こまめに充電しないと電力が途絶えてしまいます。Bさんの乾電池は、もともとバッテリーがたっぷりで大きな電力をまかなえることができます。

この「もともと」もった電力（＝生命エネルギー）が「**先天の気**」です。

親から受け継いだ「先天の気」がみなぎっていると、精力的に活動できるのですが、そのエネルギーを無駄使いするような生き方をすると、一気にバッテリーが目減りし、老化が加速することにもなります。

反面、生まれもった先天の気が少なくても、休息や睡眠、栄養をしっかり取り、清浄な空気を肺に取り込んで、心穏やかに生きる。この養生の積み重ねで得られる生命エネルギーを「**後天の気**」と言います。後天の気、つまり養生という生き方の積み重ねで、生命エネルギーは補えるのです。

PART

# 3

# 毎日の顔チェックでわかる不調のサイン

東洋医学で重視される診断方法「望診」と「問診」。
歯磨きするとき、お化粧するとき、毎朝
見合わせることとなる自分の顔には、あなた自身の
こころと体の健康状態を示すたくさんの情報がつまっています。
顔色、皮膚の状態、吹き出ものができる場所などは、
すべてが体やこころからのSOSのサインなのです。

# 目は『肝』につながり精神状態を映し出す

## 目には血液の栄養が欠かせない

「目は口ほどにものを言う」と言いますね。目の輝きや、涙、その周りの皮膚の動きで意思や感情が伝わるほど、目はこころの状態を映し出します。視覚をとらえるためには、眼球だけでなく目の奥の視神経にも血流が必要です。そのため、目とそのまわりの皮膚、筋肉にはたくさんの毛細血管が集まっています。

大きく分けると、黒目は腎、白目は肝、胆のはたらきとつながっていると考え、どちらも肝からの血液の供給が必要です。目の周りの皮膚は腎とつながっています。目を酷使することは、肝血を消耗すること。視力が低下したり、目が疲れたり、充血などが起こり、目の不調へとつながります。正常な目の状態は、輝きがあり、目の渇きや充血などがなく、ほどよく潤っている状態がベストです。

また、肝血の巡りが停滞すると、目の周りの筋肉にも血が巡らずピクピク痙攣したり、目に栄養が届かず、目がかすんだり、精神的な不調から涙もろくなったりすることもあります。それほど、目と肝血の流れ、そして、目とこころのつながりは密接なのです。

## 目にあらわれるサインをチェック

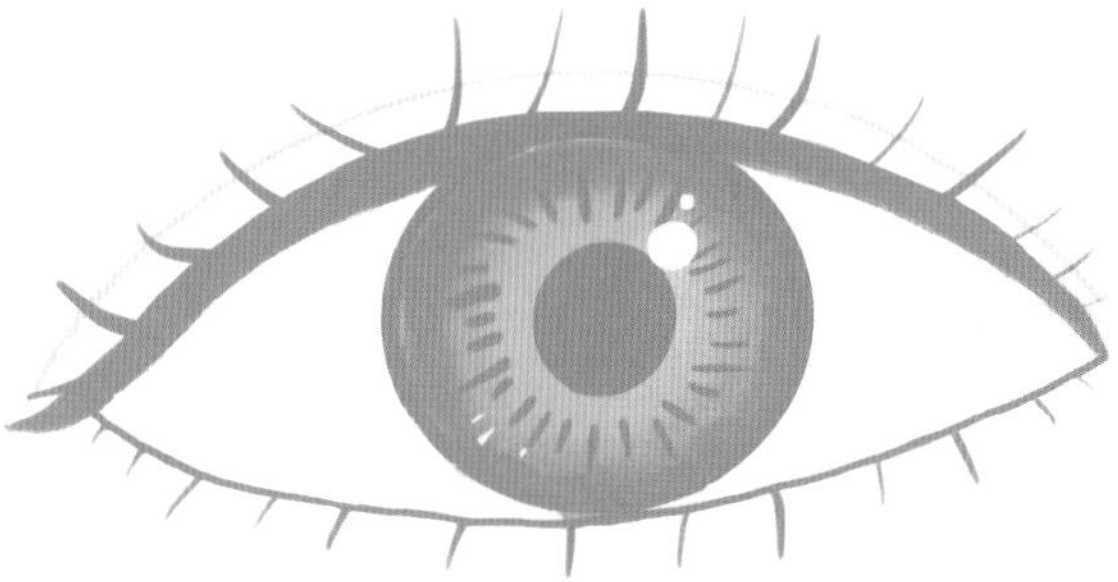

- □目が充血している
- □下まぶたの裏側が白っぽい
- □白目が黄色い
- □黄色い目ヤニが出る
- □目のまわりにポツポツがある
- □まぶたのけいれん
- □目のまわりのふくらみ
- □まぶたのむくみ
- □目の下のクマ
- □涙が出る（こころ）
- □目が乾く（ドライアイ）

## 目の充血

肝　血虚　気滞

肝血の不足や目の使いすぎ、ストレス、睡眠不足によって生じた熱が原因。熱は上に上がる性質をもつので、頭部の目の毛細血管が影響を受けやすいのです。

対処はこころと目のクールダウン。応急処置は目に冷やしタオルを当てること。目の酷使を避け、体に熱を生じさせるような高カロリー食や飲酒を控えることです。

漢方処方では、クコや菊花が処方に含まれ、補血する「杞菊地黄丸《こぎくじおうがん》」などを使います。イライラや肝の気の流れを良くする「加味《かみ》逍遙散《しょうようさん》」や、頭部の熱を冷やす「黄連解毒湯《おうれんげどくとう》」を頓服《とんぷく》（症状時に1回分使うこと）で使うのも良いでしょう。

## 白目が黄色い

肝　胆　痰湿

白目が黄色をおびてきたというのは、肝臓や胆のう、すい臓などの臓器に異変が生じている可能性があります。すぐに受診してください。肝の機能が低下し、ビリルビンと呼ばれる黄色い色素が代謝できずに血中で増加すると、白目や皮膚も黄色をおびてくるのです。

胆汁の分泌異常によるうっ滞の場合もあります。前ぶれとして、尿の色が濃いビール色になったり、便の色が薄くなることもあります。

みかんやカロチンを含む食材の食べすぎで肌の色が黄色くなることがありますが、これは病気ではありません。

## 黄色い目ヤニが出る

肺　脾　痰湿

黄色い目ヤニがべったりたくさん出るときは、ウイルスや細菌感染の可能性があります。抵抗力の弱い赤ちゃんや子どもは、風邪を引いたときによく目ヤニを出します。また、日頃から目ヤニが分泌されるのは、痰湿といって体を流れる水の汚れです。目を保護している表面の水が、ヘドロのように粘性を持って目ヤニとなります。痰湿タイプは、風邪を引くと痰が長引いたり、どろっとした鼻汁も出たりします。甘いものや冷たい飲食、乳製品の取りすぎは、痰湿を引き起こしやすいので控えましょう。

## 目のまわりのポツポツ

肺　脾

目のまわりの皮膚の小さな白いポツポツはニキビや脂肪ではなく、柔らかい角質がつまっています。目の周り皮膚はうすくて繊細です。こすったり、かきむしったりという刺激や加齢によって、肌のターンオーバーが乱れてしまったときにできやすくなります。

アレルギーなどのかゆみがある場合は、肌をかきむしらずに保湿し、アレルギー症状が出る根本（肺の養生）を見直しましょう。

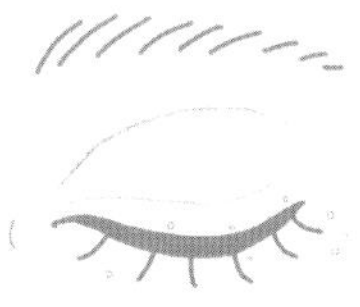

目のまわりの小さなポツポツ、稗粒腫《はいりゅうしゅ》は加齢によってできやすくなります。無理につぶさないこと。

## 目のまわりのふくらみ

肝　胆　瘀血

目のまわり（主に上まぶた）にできる、扁平で黄白色の肌のふくらみ（黄色腫）は、脂質代謝（高コレステロールなど）に問題があり、湿と熱がこもっている状態です。コレステロール自体は悪者ではなく、体に必要なものです。通常、余分なコレステロールは胆のはたらきで、胆汁酸として排泄されますが、代謝しきれないほど体に余って出たものが黄色腫です。普段の食生活の見直しが必要です。

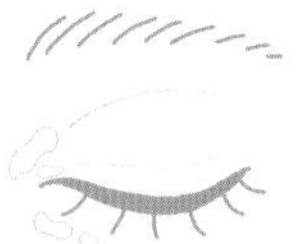

目のまわりにふくらみができたら、肝の機能を高め、瘀血を改善しましょう。

## まぶたのむくみ

腎　脾　痰湿

まぶたのむくみは水分代謝と関わる腎や脾のはたらきの低下で起こります。特に、腎が老廃物を排出する機能が低下すると、まぶたがむくみやすくなります。

糖分や塩分が濃いもの、深夜の飲食、飲酒の習慣は、さらにむくみを悪化させます。水分を排泄させるカリウムの多い食品（新鮮な野菜や果物）や、老廃物を排出させるイヌリンを含んだゴボウ、里芋などを食べましょう。

また、シャワーだけで済ませずに、お風呂に浸かって新陳代謝を高めること。そのとき、目の周りのツボをやさしく押してリンパの流れも良くすると、なお効果的です。

## 目の下のクマ

肝　腎　瘀血

目の下のクマがあると外見的にも疲れた感じに見えます。目の下が黒ずんでいたり、青っぽい色のクマがある場合は、肝血が汚れて滞っている瘀血が原因。目の下の皮膚は薄くて繊細なので、ドロドロの血が透けて見えているのです。

睡眠不足が続くと肝血が浄化されないので、クマはさらに回復しにくくなります。蒸しタオルを当てて血行を良くしたり、マッサージを行うことで解消するのもひとつですが、しっかり睡眠をとりましょう。また、瘀血の食養生法（Ｐ１６４）を参考にしてください。

## まぶたのけいれん

肝　血虚　気滞

まぶたや目の下の筋肉が、自分の意思に関係なくピクピクとけいれんするのは、寝不足やパソコン仕事などにより、目がかなり疲れているサイン。

目や、目のまわりの筋肉は肝とつながりのある器官です。その正常なはたらきに欠かせないのは肝血です。肝血が不足すると、目の周りの筋肉にも血が巡らず、けいれんを起こします。お風呂に浸かり全身の血流を促進し、ゆっくり睡眠をとって目を休めることです。

また、マグネシウムが不足することで、筋肉がけいれんしやすくなります。海藻類やナッツ、ゴマ、そば、玄米などにマグネシウムは多く含まれます。

## 涙が出る（こころ）

肝　気滞　血虚

涙がやたらと出る、涙もろくなっている状態は、溢れるほどの張り詰めた感情や思いを抱えているのかもしれません。本来伸びやかな肝の気が滞って出口を求め、熱が生じているのです。涙を流すことで、こころの熱や、気の滞りも解消しようとしているので、泣きたいときは涙を流して下さい。肝血の不足が起こる月経前後は、涙もろくなったり、ヒステリックになることも。まずは肝血をつくる養生を（P164）。また、泣いたあとぐったりして、余計に悲しくなるのは気虚です。脾が弱り、体全体のエネルギーが低下しています。ゆっくり睡眠をとりましょう。

## 目が乾く（ドライアイ）

肺　腎　陰虚

ドライアイは目の表面を守っている涙が不足し乾燥して、目がゴロゴロする、乾くといった不快感を感じます。アレルギー体質の人に起こりやすく、室内の乾燥や、スマホやPCによる目の酷使が原因です。また、長時間コンタクトレンズを使用していると、さらに乾燥が進みます。五臓では、肺の水を潤すはたらきや、水を代謝させる腎のはたらきが低下したもの（＝陰虚）と考えます。食養生では、体を乾燥させ熱をもつ辛いものやスパイスを控えめにし、うなぎや豚肉、レバー、ホウレン草など、ビタミンAを含む食材を摂取するのも良いでしょう。

## 下まぶたの裏が白っぽい

肝　脾　血虚

下まぶたの裏側は通常は薄く赤みを帯びていますが、白っぽい人は貧血が疑われます。血虚(血の不足)の状態です。貧血状態だと、血液中のヘモグロビン(赤色素)が、全身に酸素を十分に運べないことから、目や粘膜にも血液が巡らず、まぶたの裏側が白っぽくなるのです。貧血の約9割は鉄欠乏性貧血であると言われますが、血液検査でヘモグロビンが基準値内だと、貧血と診断されない場合もあります。

東洋医学では、髪が抜ける精神的な不安、動悸、顔が青白い、目が疲れる、などの症状が併せてあれば、血虚とみなし対処します(P164)。

### マインドフルネスのハードルを下げる

マインドフルネス=「瞑想」ととらえている人も多いですが、直面している問題や善悪の判断、価値をいったん手放して思考を停止する、そのための手段が瞑想です。不安や恐怖、ネガティブな感情を感じると活性化する扁桃体の活動が緩和するという報告があり、こころの平穏のためにもおすすめです。
とはいえ、具体的なやり方がわからないという人もいるでしょう。瞑想でなくても、日々の生活で実践できることがあります。お味噌汁を飲むときに、味や香り、温かさ、食感を舌で感じて味わう。入浴時に目を閉じて温かさを感じる。野外の風の音にただ耳を傾ける。そんな思考を手放す瞬間をもつことでも、マインドフルネスとなります。

細菌やウイルスを侵入させない

# 鼻は「肺」の一部 大腸とつながる器官

## 皮膚や大腸ともつながっている

鼻は、免疫を守る肺への出入り口。呼吸によって空気を取り込み排気を行う大切な器官です。鼻から出る分泌物の状態や、鼻の詰まり具合をチェックすることによって、肺の状態や免疫、アレルギー症状などを把握することができます。

また、急に熱いものを食べると鼻水が出たり、のぼせると鼻血が出ることがありますが、鼻は体内の「寒熱」を示すセンサーのような役目もあります。鼻の穴は、鼻毛や鼻の粘膜によって空気中のウイルスや細菌などを、喉に侵入させないように食い止めるはたらきがあるのです。

肺が関わる器官は鼻だけでなく、皮膚や大腸ともつながっているとこれまでお伝えしました。例えば、便秘が続いて肌が荒れたり、脂っこいものを食べて鼻に吹き出ものができたり、そんな経験はありませんか？　鼻や鼻のまわりにできた吹き出ものやニキビは、大腸の状態や腸内環境を反映します。

## 鼻にあらわれるサインをチェック

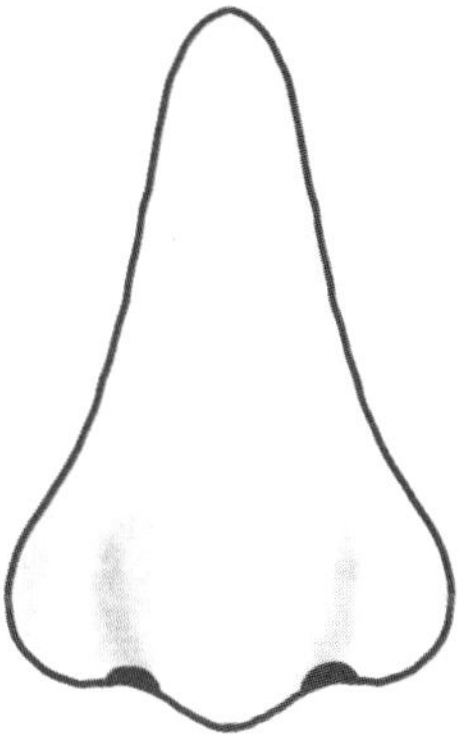

- □鼻に吹き出ものがでやすい
- □鼻の頭の色が赤い
- □鼻血が出やすい
- □鼻がつまる
- □鼻水の色が透明でサラサラ
- □鼻水の色が黄色で粘度あり
- □鼻の穴が乾燥する
- □粘っこい痰がへばりつく
- □耳に深いシワがある

## 鼻に吹き出ものがでる

肺　瘀血　痰湿

鼻や小鼻のまわりにできた吹き出ものは、肺と関係の深い、大腸や腸内環境の悪化によるものです。鼻は皮脂腺が発達しているので、脂っこいものの摂取過剰は皮脂が毛穴につまりやすく、吹き出ものができやすい環境にあります。

さらに、便秘によって便が詰まると、便の水分が腸に吸収され、腸の中に熱が生じて、吹き出ものになります。便秘が続くと、再吸収された不浄な水は血液に戻り、血液が汚れて瘀血の原因ともなります。便秘を改善（P89）し、腸内環境を見直しましょう。

## 鼻の頭の色が赤い

肺　肝　瘀血

鼻の赤みは、いくつか原因があります。肺のトラブルによって鼻炎や花粉症があり、いつも鼻をかんでいる人は、鼻や鼻の粘膜が熱をもつことにより赤くなります。

また、「酒《しゅ》さ」という皮膚の疾患は、いつも鼻の頭が赤く、毛細血管が拡張して顔全体に赤みが広がる病気です。皮膚が赤みを発するのは、東洋医学では体のどこかに過剰な熱となる原因があると考えます。

鼻と大腸はつながっています。鼻や肌が赤い場合は腸内環境の見直しを行い、便秘の改善をすること。漢方処方では、血液の鬱滞である瘀血を取り、清熱させます。

## 鼻血が出やすい

肺 肝 気逆

鼻血が出やすいのは、鼻の穴を触ることによって、物理的に粘膜を傷つけてしまうことです。このとき、粘膜が乾燥をしているとちょっとの刺激で傷つき出血しやすくなります。まずは、鼻の穴を触ることをやめましょう。

また「気逆《きぎゃく》」と言って、頭に血がのぼるような、怒りや興奮などの感情の高ぶりでも鼻血が出ます。本来、下に向かう気の流れが上にのぼって起こる症状で、目の充血やめまいなども伴うこともあります。室内の温度が上がってのぼせないよう調整し、生野菜や果物など清熱させる食材を取りましょう。

## 鼻がつまる

肺 陰虚

鼻づまりの多くは、鼻炎や副鼻腔炎などの炎症によって毛細血管が拡張し、粘膜が腫れてつまりが生じているから。

鼻づまりは風邪をひいたあとや発熱後に慢性化しやすく、東洋医学では「肺に生じた熱」として考えます。口呼吸になると、免疫力も下がってしまいます。鼻の腫れを抑えて熱をとるためには、清熱させ、潤す食材がおすすめ。梨、大根、きゅうり、セロリなどは肺の熱を冷ましてくれます。慢性鼻炎を根本から改善するには、腸内環境を整え、肺の防御力(P177)を高めましょう。

## 鼻の穴が乾燥する

肺　陰虚

鼻の穴の粘膜が乾燥する。これは「肺の陰虚」で肺が水を代謝して潤すはたらきが弱り、熱をもっている状態です。乾燥はつっぱり感や痛みが出ることもあり、エアコンによる部屋の乾燥や、外気の寒冷刺激によっても悪化します。部屋の湿度の調整や、肺を潤す食べ物（大根、山芋、れんこん、梨、豆乳、はちみつ、きのこ）を取り入れましょう。また、乾燥や炎症の予防として、オリーブオイルやオメガ3などのオイルを取り入れましょう。良質な油は乾燥の味方となり、アレルギー予防にもなります。

## 鼻水の色

肺　痰湿

鼻水は、気・血・水の「水」が変化したものです。風邪の前後や鼻炎などが原因で、鼻から出る分泌物ですが、鼻水の色や粘度で体の「寒熱」の状態がわかります。

透明でサラサラな水っ鼻は、体が冷えているとき。大量に出るときは、寒熱のバランスが「寒」に傾き、強い冷えがあるサインです。黄色くてどろっと流れる鼻水は、体の中に熱があることを意味します。風邪のときなど、自分の免疫と戦って死滅した白血球や免疫細胞が鼻水に含まれることで、黄色っぽく見えているのです。

## 痰がへばりつく

肺　痰湿

流れの良い川は濁らず、流れのない水たまりの水は濁る。これは痰湿の考え方です。どろっとした粘度がある鼻水や痰は、体の中の水が、喉や鼻の粘膜にヘドロのように動かずに溜まっているサイン。常に喉に違和感があるので、咳ばらいをして喀痰《かくたん》しようとしていませんか？

へばりつくのは粘度があるからです。副鼻腔炎や蓄膿症、上咽頭炎などの鼻や喉の病気があることが多いです。痰を生じやすい甘いもの、冷たいもの、味が濃いもの、お酒などの摂取を控えめにしましょう。

## 耳たぶに深いシワがある

腎　血虚　瘀血

耳は、加齢と共に聞こえが悪くなるなど老化と関連が深い器官で腎の領域です。もし、耳たぶに深いシワが入っていたら、動脈硬化のリスクがあるかもしれません。その理由として、動脈硬化が進んで内耳の血流が悪化すると、耳の脂肪組織に栄養が行き届かなくなり、脂肪がやせて耳たぶ表面に深いシワが生じるという理由です。脳血流を示すひとつの目安として、望診を行ってください（耳の個性としてシワのように見える場合もあります）。

食べすぎが脾胃へ負担をかける

# 口は「脾」をあらわし胃の内部がわかる

## 口は消化器官への入り口

口は呼吸器としてのはたらきのほか、口から始まって、胃から小腸、大腸へとつながる消化器官の入り口のような場所です。

人は本能的に食べることを好みますが、逆に、食べ方や食べるものによって、口は不調を生み出す場所にもなります。例えば、お菓子を食べすぎて口のまわりに吹き出ものができたり、胃がもたれたりしたことはありませんか？　口や唇は、五行の分類では脾のはたらきに属する場所であり、消化器官につながっているので、脾胃の不調は、唇や口のまわりにあらわれやすいのです。

また、唇は顔の中でも皮膚が非常に薄い場所。健康的な唇の色は薄紅色ですが、これは、皮下の毛細血管の色が透けて見えるためです。唇の色は、血流の状態を反映しているのです。

望診では、唇の色と乾燥状態、口のまわりの吹き出ものの状態、口の中の乾燥状態や口内炎や荒れはないか？　などをチェックします。口臭も脾の状態をあらわす要素です。

## 口にあらわれるサインをチェック

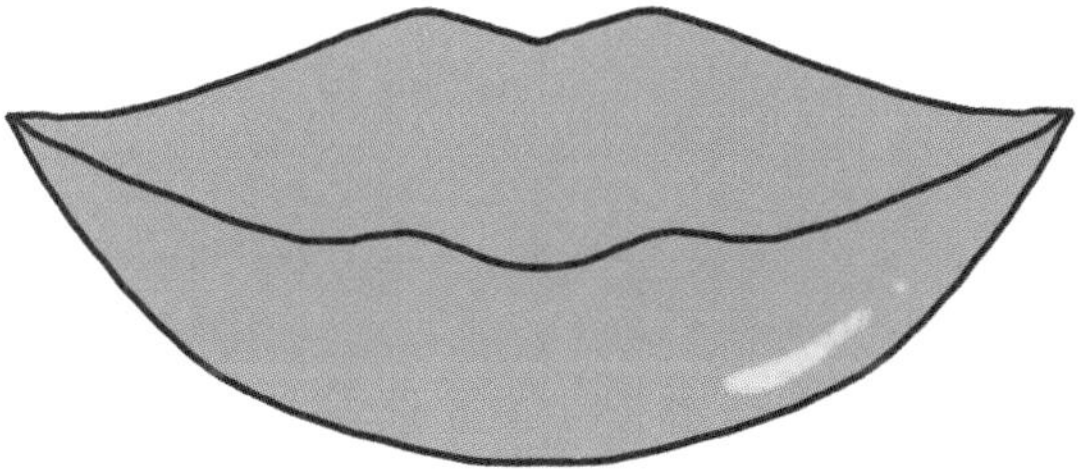

- □口のまわりに吹き出ものがある
- □口臭がある
- □口のなかが乾く
- □口内炎ができやすい
- □唇や口まわりがピリピリする
- □口の端が切れやすい
- □唇の色が紫色または黒っぽい
- □唇の色が白っぽい
- □唇の色が真っ赤
- □唇が荒れる、乾燥する

## 口まわりの吹き出もの

脾　肺　瘀湿

吹き出ものが急にできたときは、胃腸が飲食の消化や吸収を行うことが負担となって、オーバーヒートを起こしているサイン。つまり食べすぎが脾胃の負担になっています。特に、吹き出ものの赤みや、誇張が強いほど不調の大きさを示します。

生クリームなど脂肪が含まれた甘いものやスナック菓子、辛いものなど胃の粘膜の刺激となるものは、胃に熱を生じやすく、赤い吹き出ものとなります。まずは食べすぎ、ストレス食いなどをやめて、胃腸を休ませましょう。また、ホルモンのアンバランスで口のまわりに吹き出ものができることもあります。

## 口臭がする

脾　痰湿　瘀血

口から腸までは1本の管でつながっているので、口臭の原因は口腔環境だけではありません。

食積《しょくせき》という漢方用語があり、消化が追いつかないほど食べすぎると、胃が疲れて消化液の分泌が滞り、未消化のものが胃の中で発酵して口臭となります。胃炎や胃の痛みがある場合も、口臭が発生しやすくなります。

また、慢性的に便秘の場合も口臭が出やすくなります。腸の中の便から再吸収された不浄な水が血液に取り込まれて、毛穴から匂いを発するのです。脾胃をすこやかに保ち、便秘を解消しましょう。

## 口の中が乾く

脾　腎　陰虚

辛いものや塩辛いものを食べたあとは、胃の粘膜が乾燥して口が乾きますが、食べものに関係なく口の中が乾くのは、加齢の影響があります。体内の水は、一般的に年齢とともに減少します。水分代謝を調節したり、潤いを保持したりする腎の働きが弱くなり、腎に属する体液である唾液が減少することが原因で、口が渇きやすくなるのです。

唾液を増やすには、よく咀嚼《そしゃく》することや潤いのある食物を取り入れること。

また、糖尿病では血液中の糖を薄めようとして、細胞の中の水が消費されるので、口が渇きます。

## 口内炎ができやすい

脾　気虚　陰虚

口内炎は、舌や唇、頬などの粘膜にでき、痛みや不快感を伴います。辛いものや油っこいもの、飲酒により胃熱（胃のオーバーワークにより発する熱、炎症）が生じるとできやすくなります、

さらに、睡眠不足や疲労がたまると、免疫力が低下して生じやすくなります。

特に、ストレスを受けるとビタミンB群が消費されます。栄養のバランスはとれていますか？　野菜やタンパク質が足りていないと、口や胃の粘膜が荒れて口内炎になりやすくなります。

## 口まわりのピリピリ

脾 肺 気虚

唇や口のまわりがピリピリしはじめ、やがて小さな水泡ができ、痛みやかゆみを伴いはじめたら、口唇ヘルペスの可能性があります。

疲労や風邪の前後、季節の変わり目、防衛力を担う肺の免疫機能が低下したときに発症しやすくなります。

また、季節では夏バテが起こりやすい9月ごろ、胃腸のはたらきが落ちて口唇ヘルペスになる人が多く見られます。体を休め、脾の負担とならない消化の良い食材（P172）を取り、睡眠に気をつけると、患部が乾燥し、かさぶたが張って治癒に向かいます。

## 口の端が切れやすい

脾 肺 気虚

唇の口角（両端）の部分に亀裂が入る口角炎。笑ったり食べ物を食べるときに、ヒリヒリと痛み不快です。乾燥するから切れるのではなく、口角炎は食べすぎによる胃熱、オーバーヒートによって起こります。胃腸を休めることが必要ですが、なぜ食べすぎてしまうのか、こころの状態を見つめることも大切です。

食べすぎていないのに口角炎になる場合は、ストレスが影響して、胃が荒れて熱をもっているのかもしれません。焼き魚に大根おろし、青菜のおひたし、根菜、味噌汁のような胃腸にやさしく、熱を生じさせない食事を心がけてみましょう。

## 唇の色

肝　血瘀　血虚

【紫色】冷たいプールに入ったときなど、寒冷によって、一時的に唇に通う血管の収縮が起きて紫色になっています。すぐに元に戻れば問題ありません。

【黒っぽい】血液の汚れ、流れの滞りを示す瘀血の状態です。循環器系や腎の不調では、血液の浄化がうまく行われず、唇や唇のふちが黒っぽくなります。

【白っぽい】貧血の状態では、唇から赤みが少なくなることもあります。望診では、下まぶたの裏側を見たほうが、貧血（＝血虚）状態を把握できます。

【真っ赤】赤みが強い、場合はカンジタや感染症の場合があり受診が必要です。

## 唇が荒れる、乾燥する

脾　肺　陰虚

唇は汗腺も皮脂腺ももたない皮膚なので、乾燥しやすい場所です。肺が乾燥しやすい秋口から唇が乾くのは「肺の陰虚」。水で組織を潤す肺のはたらきが低下し、乾燥することで荒れてしまうのです。その原因は外気の乾燥や、風邪、寝不足、辛いものの摂取、ビタミンB群の不足などです。水を飲めば潤うというものではなく、体の内から潤す食材を取りましょう（P177）。もうひとつの原因は脾の弱りです。胃炎や胃痛などが原因で胃粘膜が熱をもつと、つながっている口が渇いたり、唇が乾燥して荒れやひび割れが起こります。辛いものは「熱を与え乾かす」作用があるので控えましょう。

いち早く体の変化に気づける

# 舌は体全体の状態をあらわす

## 舌の状態は一定ではない

舌診は15世紀頃、中国の医書の伝来をきっかけに日本でも大きく発展しました。舌は小さくても、毛細血管がたくさんあり、五臓や気・血・水の状態をよく反映します。

舌を観察するポイントは、色ツヤ、苔の色や多さ、舌の表面の亀裂のほか、大きさを見ます。舌は短い周期で変化し、一定ではありません。風邪で発熱しているときと、それがこじれて胃腸風邪になったときの舌はまるで違います。だからこそ、いち早く体の変化に気づくことができるのです。まずは、今日は調子がいい、ベストコンディションと思うときの舌の状態を日々の望診で探ってみてください。

ちなみに、一般的な正常な舌とは、舌全体がきれいなピンク色（淡紅色）で薄く苔があり、適度な湿り気を帯びています。舌の苔を口臭予防に強くこすり落としている人がいますが、舌表面の細胞を傷つけ、逆に舌苔が増える原因にもなります。健康な舌には、無理にこすり落とすほどの厚い苔は発生しません。

## 舌にあらわれるサインをチェック

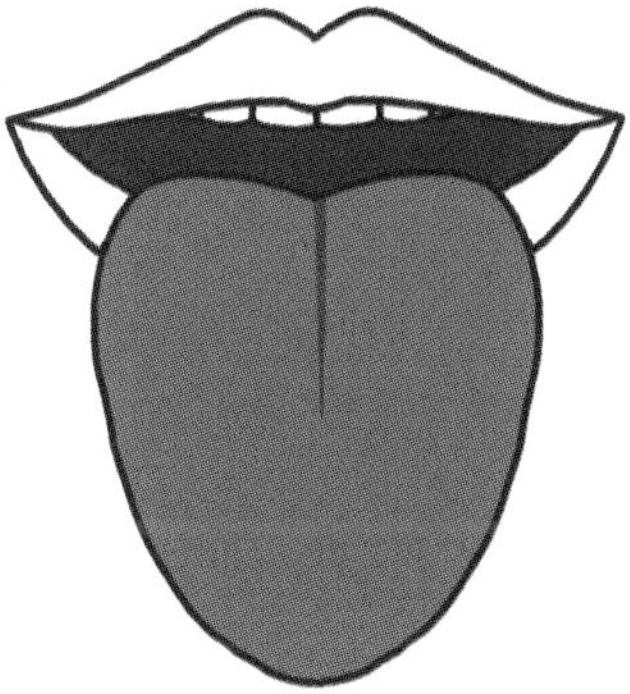

【色】
- □舌が全体的に赤い
- □舌の先が赤い
- □舌の両ふちが赤い
- □舌が紫色
- □舌が全体的に白っぽい

【大きさ】
- □舌が大きくて厚い
- □舌が小さくて薄い

【舌苔】
- □舌苔が白くて厚い
- □舌苔が黄色い
- □舌苔がなくツルツル

【形・他】
- □舌の表面がひび割れている
- □舌のふちに歯形がつく
- □舌を出すときふるえる
- □舌の裏側の血管が太く紫色
- □舌が苦い

## 舌が全体的に赤い

心　肺　陰虚

舌全体が赤いのは、体の中に余分な熱がこもっているサインです。熱中症で体の中が脱水症状に近い状態のときや、高熱のときなどに見られるので、水分を摂取し体を冷やす処置が必要です。

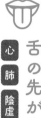

## 舌の先が赤い

心　肺　陰虚

舌の先のほうが赤くなっている場合は、肺の感染症からくる熱、エネルギー過剰による心の興奮をあらわします。また、不眠やストレスを抱えて悶々としているような状態でも起こります。

## 舌の両ふちが赤い

肝　気滞

舌の両ふちは、肝や胆の領域です。ここが他の部位よりも赤味が強い場合は、ストレスなどで、肝が巡らせる気が滞っているサイン。イライラやお腹の張り、ゲップ、消化不良などの症状が出ているはずです。

## 舌が紫色

肝　心　瘀血

舌全体が紫色なのは、熱が不足して冷えている、または、血が汚れて流れが滞っている瘀血の状態。舌の裏側の静脈が黒く浮き出ていたり、舌先や舌のふちにある赤黒い小さな斑点も瘀血を示します。

## 舌が全体的に白っぽい

肝 脾 血虚

全体的に舌が白くて濡れたように光っている状態は、胃腸が弱っているか、体の中に冷えがあるサイン。特に、舌の中心が白いのは胃腸の冷えで、消化機能が落ちています。冷たいものの食べすぎを控え、ショウガ、ネギ、シソ、シナモンなどの胃腸にやさしい温性の食材を摂取しましょう。

また、風邪を引いたときの舌は、発熱の有無や胃腸症状によって刻々と変化します。熱はないのに食欲がない、吐き気がするなどの消化器の症状が出ているときは、舌が白く、苔も厚くなります。これは胃腸が弱ることで免疫が低下し、細菌が繁殖しやすくなるためです。

## 「自律神経失調症かな？」と思ったら

眠れずに緊張状態が続き、さまざまな不調があらわれるのは、自律神経の失調かもしれません。自律神経には「活動の交感神経」と「休息の副交感神経」があり、その「オンとオフの切り替え」がうまく行われていないのです。

自律神経の整え方の基本は、活動や休息のパターンを自然のリズムに合わせることです。まず、眠くても朝起きて朝日を浴び、朝食を食べて腸管を動かすこと。日中は少し体を動かして夕方からはゆったり過ごし、夜はパソコンやスマホの光を遮断して睡眠をとる。シンプルゆえに難しいかもしれません。また、「こうあるべき、こうせねば」と自分を締め付ける考え方を捨てると、こころと体もゆるんで血流も流れ出します。

## 舌が大きくて厚い

脾　腎　痰湿

自分の舌の通常状態と比べて、ぼてっと大きく厚みがあり、口角いっぱいに広がる舌は「胖大《はんだい》舌」と言って、余分な水が溜まって体の水はけが悪くなっているサイン。舌の厚みは体の水分量をあらわしており、舌がむくんでいたら、顔や体もむくんでいたり、重だるさを感じているはずです。

もともと胃腸虚弱ではなく、胃腸の無理のきくタイプが、この「胖大《はんだい》舌」になりやすいようです。ゆるんでしまった気を補い、脾胃をスキっと動かす食材は、シソ、陳皮《ちんぴ》、ゆず、ショウガ、ハッカ、ハーブではレモンバームやタイム、黒文字《くろもじ》などをハーブティーにして服用するのがおすすめです。

## 舌が小さくて薄い

脾　気虚　血虚

生まれつき舌が小さくて薄い人は、胃腸が弱く、抵抗力も弱いので冷えや体力のなさを訴えます。胃腸をいたわる養生を行うことが大切です。

加齢とともに薄くやせてきた場合は、舌を支える筋力が萎縮して、薄くやせてきます。

脾胃の弱り（＝胃腸の機能低下）は、タンパク質を消化、吸収できる力が落ちているので、筋力の低下につながります。舌の筋も同様で、やせると飲み込む力の低下や誤《ご》嚥《えん》のリスクにもつながります。脾タイプの食養生（Ｐ１７２）を行い、消化の良いタンパク質を取り入れ、舌だけでなく全身の筋力を保持しましょう。

## 舌の表面のひび割れ

腎 陰虚 血虚

表面がひび割れている舌を「裂紋舌《れつもん》」と呼びます。ひび割れの範囲、深さは人ぞれぞれですが、高齢になるほど訴える人が多くなることから、老化と関連の深い腎の水を潤す働きが低下（陰虚）したことによって、ひび割れが起こると考えます。舌表面がピリピリと痛みを感じることもあります。割れていても、痛みや乾燥による不快感がない場合は心配いりません。

若い世代でも、口呼吸で唾液が不足したり、ストレスでこころに熱を生じると、舌が割れてヒリりつくことも。腎の陰虚の食材（P180）を参考にしてください。

## 舌苔が白くて厚い

脾 肺 痰湿

舌の上に厚くて白い苔があるのは、体の中によどんだ消化不良のものが多いことを意味する痰湿体質です。痰湿は、甘いもの、冷たいもの、水分の多いものなどの摂取で、体のヘドロを増やします。この状態が続くと、頭重、お腹の張り、吐き気、ニキビ、痰がでる、鼻炎といった症状が起こりやすくなります。脾の養生や痰湿の食養生（P172）を参考にしてください。

カフェオレやヨーグルトなどを摂取すると、一時、白い舌苔が多くなるので、取りすぎないように。また、風邪をこじらせ消化器系が弱ると、舌苔が厚く、白くなることがあります。

## 舌苔が黄色い

肺 脾 陰虚

舌の苔が黄色くなっているのは、体の中に余分な熱が発生しているサインです。風邪による発熱や感染症などの炎症が起きているとき、熱が生じて黄色い苔となります。清熱させる野菜や果物を取りましょう。

## 舌苔がなくツルツル

腎 陰虚 血虚

植物の苔と同じように舌の苔も湿った場所を好むので、苔がないツルツルな状態は不自然。血や水といった体液が不足しています。体力消耗、または腎の水の潤い不足です。補血し、潤う食材を補いましょう。

## 舌のふちに歯形がつく

脾 痰湿 気虚

舌のふちに歯形がついて、でこぼこしているのは舌のむくみ。体の中の水はけが悪くなっている状態です。冷たい飲食や甘いものを食べたあと、体が重だるいなと感じたら舌診を行ってみて。歯形がくっきり付いているかもしれません。

たまに起きるのは問題ありませんが、歯形がいつもついていて、吐き気やめまい、むくみがある人は脾胃の力が低下しており、気や水を代謝する力が不足しているサイン。食を見直し、脾胃の水はけをよくする養生が必要です（Ｐ１７２）。ストレス下で、日中や就寝時に食いしばりをすることによっても歯形がつきやすくなります。

## 舌を出すときふるえる

肝 血虚 気虚

舌を出すとき、ふるえながらやっと舌を出す人がいます。舌根の筋肉が弱く、まっすぐに舌を出して保持できないことや、舌が薄めの人が多いことから、血の不足である血虚や、精神状態の緊張かもしれません。

## 舌の裏側の血管が紫色

肝 瘀血

舌の裏側の2本の静脈が太く紫色になっているのは瘀血のサインです。太さがあって蛇行している状態ほど瘀血を示し、全身の末梢循環が悪く、頭痛や肩こりなどの痛みが起きやすい状態です。

## 舌が苦い

肝 胆 気滞

舌や口の中が苦いと訴える人がたまにいます。これは体の内に余分な熱があることを示します。ウィルス性の疾患や、風邪をこじらせて発熱した後に起こることがよくあり、体内にまだ邪が残っていることをあらわしています。

また、口の苦味によって味覚障害も起きやすい状態です。過度の飲酒で、肝が疲弊した状態の人にも、舌の苦味を訴える人がいますが、これは肝や胆の解毒、消化を行うはたらきが負担となっている状態です。日頃から強くストレスを感じ肝や心の気の流れが悪くなっている人は、より強く苦味を感じやすいようです。

歯で成長や老化がわかる

# 歯の健康は『腎』の力 老化の状態を左右する

## 歯と骨は老化と関わる

東洋医学の古典である黄帝内経《こうていだいけい》には「40歳で腎気が衰え、頭髪が抜け、歯が悪くなる」と記されており、髪や歯が、腎とつながりがあることを示しています。

また、歯は骨の一部、骨に属していると考えるので、歯が弱い、虫歯になりやすいという状態は、骨も同じくもろくなっている、腎のはたらきも低下しているとみなします。

腎は、成長、生殖、老化とつかさどる生命エネルギーを貯蔵しています。実際に、若々しく元気な人は、骨が丈夫なため姿勢が良く、歯が丈夫で足腰がしっかりとしています。

腎のはたらきが低下すると、若い人でも骨密度が低下したり、歯がもろくなりやすくなります。歯は歯ぐきという「土台」があってこそ、しっかりと噛みしめることができます。歯ぐきの健康も大切です。特に女性は、腎のはたらきが低下しはじめる40代以降、エストロゲンの分泌が減少し、骨形成が悪化するので、歯や歯周病のケアにも気をつけましょう。

# 歯にあらわれるサインをチェック

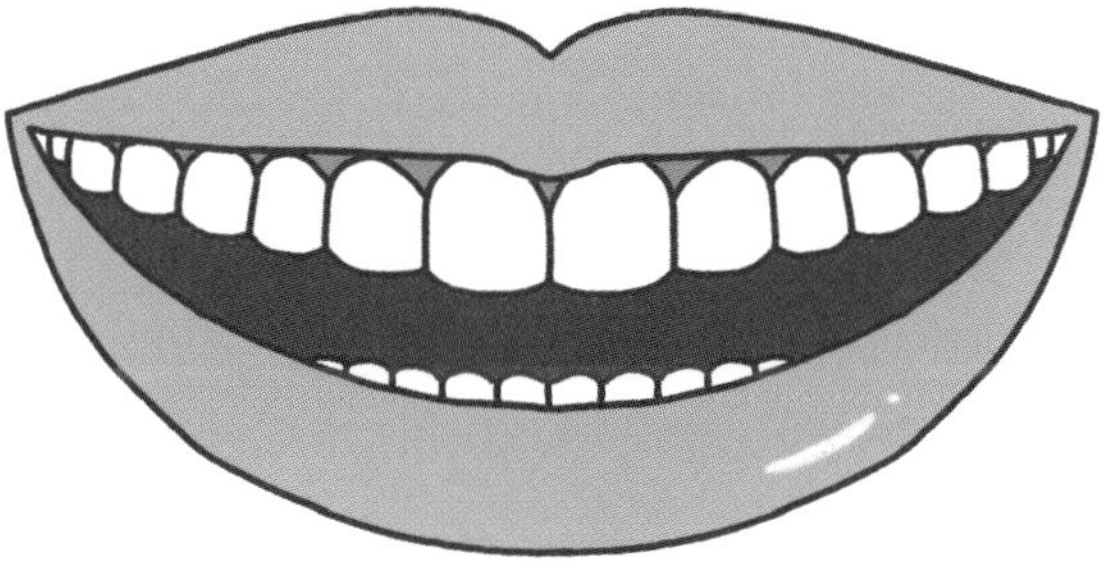

□歯が弱い

□虫歯になりやすい

□就寝時、歯を食いしばっている

□歯ぐきから出血しやすい

## 歯が弱い

腎 脾 血虚

歯の成分の一部であるカルシウムは、歯の健康には必要ですが、実は、食からのカルシウムの吸収率は幼児をピークに、成人ではガクっと落ちてしまいます。

強い歯を保つには、ビタミンDやマグネシウムが多い栄養素を摂取し、日光浴をすることです。ビタミンDが活性化され、骨や歯が強くなり免疫力も上がります。ビタミンDは、きくらげやきのこ類、あんこうの肝、シラス、鮭、青魚に多く含まれます。

また、歯の奥には神経があり、歯茎が歯の土台となり支えています。この土台のためにも歯槽膿漏《しそうのうろう》を予防しましょう。

## 虫歯になりやすい

腎

虫歯になりやすい人は、食べものをつい口に入れている習慣があるのではないでしょうか。特に甘いものや肉を好むと、体液や唾液が酸性に傾き、pHが5.5以下の酸性になると、歯のエナメル質からカルシウムなどのミネラルが溶け出していきます。腎はカルシウムの吸収を高めるために、食事で取り入れたビタミンDを活性化するはたらきがありますが、腎や肝の機能が低下すると、活性化できず歯が弱くなってしまいます。

歯が弱いと感じたら骨密度も調べてみましょう。また、適度な運動は骨芽《こつが》細胞に刺激を与え、骨密度を高めます。

## 歯を食いしばっている

肝　気滞

就寝時の歯の食いしばりでぐっすり眠れず、朝なのに疲れているという経験はありませんか？　食いしばりは、体重の2倍もの負荷が歯にかかるそうで、歯の破損や亀裂、知覚過敏を発症させてしまいます。冷たいものが歯にしみる、といった症状があらわれることもあります。

望診で歯がすり減っていないか、冷たい水がしみないかチェックしてください。主な原因はストレスからの筋の緊張なので、リラックスできる方法を考えることや、歯のダメージ軽減のために、マウスピースを装着するのもひとつです。

## 歯ぐきから出血する

脾　気虚　瘀血

歯槽膿漏《しそうのうろう》や歯の周囲にたまった歯垢によって歯ぐきが炎症しているならば、まずその治療を行うべきです。ちょっとした刺激によって歯ぐきから出血するのは気虚（＝脾のはたらきの弱り）の状態です。脾の統血作用が弱って血管や粘膜から血が漏れやすい状態になっていると考え、脾の養生を行います。

もうひとつの原因として、歯ぐきに瘀血（＝汚れた血）がたまっていて出血しやすい状態になっていることです。その場合は歯ぐきに傷をつけないようやさしく指でマッサージを行なって瘀血を出し、塩水でうがいをして歯ぐきを引き締めましょう。

腸と皮膚は同じ細胞から生まれる

# 五臓の状態を写す肌は『内臓の鏡』

## 腸を整えると肌はきれいになる

日本古来の文化である麹や発酵食を取り入れる「腸活」を行う人が増え、肌と腸のつながりを意識することが多くなっています。東洋医学でも、皮膚や毛穴は大腸とつながっていると考え、その機能は肺が支配しています。便秘が続くと肌が荒れたり、脂っこいものを食べると毛穴がつまってニキビになったりするように、肌の状態は腸内の環境をよく映し出します。

また、**肌や皮膚の状態は、胃腸のはたらきや、血流の状態によっても大きく左右されます。**特に顔の色は、弱い五臓や血流の状態をよく反映するので望診では重要視します。

次のページでは、肌のゾーンごとにあらわれる不調は、どの五臓や器官のトラブルなのかを示しました。まさに「皮膚は内臓の鏡」です。肌は、こころと体の状況をよく反映し、日々移り変わるので、毎日のチェックが大切です。肌のコンディションが良いとこころも上向きになり、気も巡ります。

# 肌にあらわれるサインをチェック

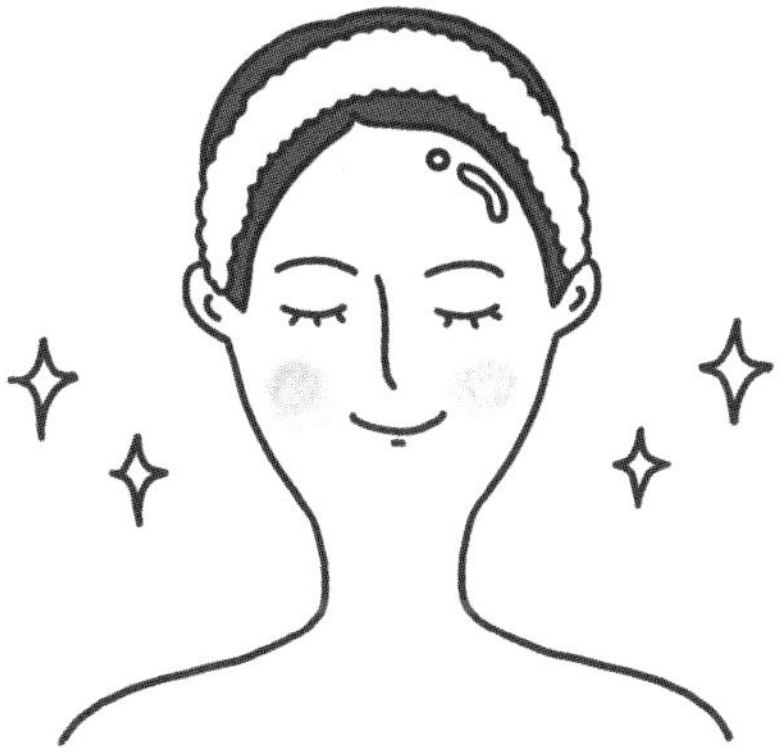

【顔色】
- □顔色が青い
- □顔色が赤い
- □顔色が黄色い
- □顔色が白い
- □顔色が黒い

【肌】
- □乾燥肌
- □大人のニキビ、吹き出もの
- □赤色の大人ニキビ

【肌】
- □アゴやUゾーンにニキビがある
- □肌が脂っぽい
- □肌のたるみ
- □シミが増えてきた
- □内出血が多い
- □毛穴が大きい、開く
- □頬の下のほうが黒っぽい

## 顔色が青い

肝　瘀血

顔色の青さは肝の浄血作用の低下により、皮下の静脈が透けて見えるからです。肝とつながる目の酷使で、目のまわりの皮膚の青味が強くなることもあります。実際、老廃物を含んだ静脈が、目の下やこめかみの薄い皮膚を通じて青く見えます。

## 顔色が赤い

心　瘀血　陰虚

皮下の血管は寒いと縮み、暖かいと拡がります。頬の赤みは血行が良いのでなく、拡がったまま調整ができない心の循環不良の状態。上にのぼった血の熱が回収されにくいので、顔の赤味が引かないのです。

## 顔色が黄色い

脾　気虚

顔色の黄ぐすみが強い、あるいは土色のような血色の悪さは、飲食で得られた栄養を吸収し、気血を作りだす脾本来のはたらきが弱っていると考えられます。肝臓や胆のうの病気では、顔色だけでなく、手足や白目が黄味を帯びることがあります。

## 顔色が白い

肺　血虚

肺の機能が低下すると、心や肺の血液が酸素を取り込めず、酸素不足になることで顔が青白くなります。また、肺は皮膚の機能ともつながっているので、色素細胞の機能低下により顔が白くなります。

## 顔色が黒い

腎　瘀血

腎の血液をろ過し、浄化するはたらきの低下です。腎は不要な水を尿として排泄するだけでなく、血液のろ過機能も担っています。腎の老化やはたらきが低下することによって、肌に細胞の老廃物が少しづつたまって定着し、黒くなってしまうのです。シミやくすみも同じ細胞に残された老廃物です。寝不足が続くとさらに顔色はくすみます。特に、まぶたの下の皮膚は薄いので、血液の色をよく反映します。瘀血があって血が汚れていると、目の下が黒くなって見えます。顔のマッサージで滞った老廃物を流すのもひとつですが、血が汚れない生活（P164）を心がけましょう。

## 乾燥肌

脾　肺　血虚

肌表面の潤いが不足して乾燥しています。潤いとは水だけでなく、組織を潤わせる大切な要素として血液が必要と考えます。血流に乗って栄養が運ばれ、肌への血流を良くし、汗腺、皮脂腺の分泌を助けることによって、肌が潤うのものだからです。それには血液となる食材が必要です。また、食べたものをしっかりと消化、吸収できる脾胃のはたらきが大切です。

また、肌の乾燥を防ぐために、良質な油を取り入れましょう。魚油やエゴマ油に含まれるオメガ3の油は、肌の酸化や炎症を抑えます。アボカドやかぼちゃには血流改善効果のあるビタミンEが含まれます。

## 大人ニキビ、吹き出もの

脾 瘀血

思春期は皮脂腺、汗腺ともに活発です。肌表面の雑菌も繁殖しやすいため、ニキビになる要素がいっぱいですが、30代以降にできるニキビや吹き出ものは違います。ホルモンのアンバランスが要因のひとつ。特に、頑張っている女性は男性ホルモンが優位になることで皮脂腺活発になり、ニキビや吹き出ものになりやすいのです。月経前はさらに皮脂腺が活発になるので、清熱させる心の食材を摂取しましょう（P168）。お酒や揚げ物、こってりした味付けのもの、スイーツなどは吹き出ものができやすいので、時々食べるごほうびにしておきましょう。

## 赤色の大人ニキビ

脾 気滞 陰虚

赤いニキビは、血の熱の強さを示します。生理前やイライラ時、甘いものやスナック菓子などのストレス食いで発症しやすく、便秘、睡眠不足の要因で悪化します。軽めに食べてゆっくり睡眠をとることです。

## アゴやUゾーンのニキビ

肝 腎

アゴやUゾーンは生殖器やホルモンと関連が深い場所で、ホルモンがアンバランス（または過剰）になっていることを示します。月経前やホルモン剤の服用時にも、Uゾーンや小鼻にニキビができやすくなります。

## 肌が脂っぽい

脾 肺

肌のテカリ、脂っぽさがあるのは、若々しさからくるものではなく、脂が代謝できず毛穴から分泌過剰になっているから。スナック菓子、揚げものなど皮脂が酸化しやすい食事は控えめに。

## 頬の下が黒っぽい

肺 血虚

内臓の脂肪が肺を圧迫し酸素不足になることから、皮下の毛細血管が黒っぽく見えることがあります。肥満や喫煙も、組織に酸素を届け、呼吸をつかさどる肺の負担となり肌にあらわれます。

## 肌のたるみ

肝 脾 血虚

たるみは、顔だけにとどまらず、実は全身のものです。「脾は肌肉《きにく》をつかさどる」と言い、東洋医学では脾胃が弱い人は血液を作り出すはたらきが弱く、肉がやせることによって、たるみやすくなると考えます。脾胃の負担にならないように、必要な栄養を取り入れることです。

顔も体も肉を支える土台は筋肉です。筋肉をやせさせないよう、良質なタンパク質や必須アミノ酸を取り入れましょう。朝食に1個卵をつけるだけで、アミノ酸のバランスが整います。また、糖質の取りすぎは「糖化」によって肌をたるませます。

## シミが増えてきた

肝 瘀血 気滞

シミは紫外線やストレスによって活性酸素が増え、メラニンを作る細胞が刺激されることによってできやすくなります。

東洋医学では2つの要素を考えます。ひとつは瘀血です。汚れた血が回収・解毒されないままだと、シミは細胞に残って蓄積し、色が濃くなっていきます。

もうひとつはホルモンです。肝はホルモンのはたらきとも関連のある五臓なので、肝のはたらきが乱れるとホルモンバランスも乱れ、肝血の流れが悪化し、さらにシミが残りやすくなります。23〜0時までに寝て、肝の浄血作用を高めると、ストレスの影響を軽減することができます。

## 内出血が多い

肝 脾 瘀血

腕や足の内出血が多いのは、東洋医学ではまず、瘀血を考えます。軽く打っただけで内出血するのは、血流の行き届いていない「ゴースト血管」が存在している証拠。血流が存在しない細胞はどんどん老化します。実際、高齢になると、腕の内出血が複数できているのを目にします。血管がサビぬよう、抗酸化の食材を取り入れましょう。

もうひとつの要素は、脾の統血作用です。脾の力が低下すると、血管から血が漏らさないようにするはたらきが弱って出血しやすくなるのです。月経がだらだらと続いたり不正出血も起こりやすくなります。

## 毛穴が大きい、開く

脾　気虚

女性の肌悩みの中で一番多いのは毛穴の悩み。この毛穴が大きく開いてしまうのは、皮脂の分泌が過剰分泌となり、毛穴が押し広げられることです。さらに、毛穴が加齢とともにたるんで広がります（たるみ毛穴）。どちらも肌の乾燥を避け、睡眠をしっかりとること。脂っこいものの過剰摂取を控えることです。

スキンケアで収れん化粧水を使うように、体の中からも収れん作用のある酸味を取りましょう。酸味は毛穴や汗腺も引き締めるので、肌のキメも整います。酸味の食材は、梅や柚子、レモン、みかん、ベリー類、イチゴ、トマト、酢の物などです。

## 揺らぎの世代（更年期）からの生き方

「更年期障害の対処法はありますか？」相談者様からよく聞かれる質問です。加齢は漢方的に見ると、体から水と血の潤いが減っていくこと。血管が細くなり、血液が流れにくくなって、腎は水を代謝して潤いを保つはたらきが少しづつ低下していきます。潤いのない場所は乾き、熱をもちます。そのため、暑がりになったり、イラっとしやすく、肌や粘膜、膣までも乾くのです。更年期からの生き方のテーマは「潤い」です。サウナや運動での発汗のしすぎはNG。夜中にコーヒーを飲みながらのパソコン仕事は、水も血も不足してしまう習慣です。補血作用のある食材を取り入れ、こころも体も潤う女性が増えますように。

# 爪で「血」の不足や栄養状態がわかる

## 爪は血液の栄養で育つ

爪の色や状態は肝と関わりが深く、肝血の巡りの状態があらわれます。爪の色は皮下に流れる毛細血管の色を反映していて、健康な爪は、薄いピンク色をしています。横すじやでこぼこがなく、ある程度の硬さがあってしなやかな状態が健康な爪です。

また、爪はタンパク質の一種であるケラチンが主成分。肌や髪と同じく、元気な爪が育つにはタンパク質をしっかり摂取し、そこから血を作り出す脾胃のはたらきも大切です。

爪の望診の観察ポイントは、色ツヤのほか、硬さ、二枚爪になっていないか、欠けや割れがないかを見ます。また、線が入っていないか、反り返り、表面のでこぼこの有無もチェックします。

爪は過去にケガをする、しもやけになるなど局所に受けたダメージや全身の疾患、栄養状態の履歴をその表面に残します。

例えば、爪はおおよそ1日に0.1ミリ、10日で1ミリ伸びるので、根元から3ミリくらいのところに横筋やへこみがあると、約1ヵ月前に何かしらのダメージを受けたということを示します。

# 爪にあらわれるサインをチェック

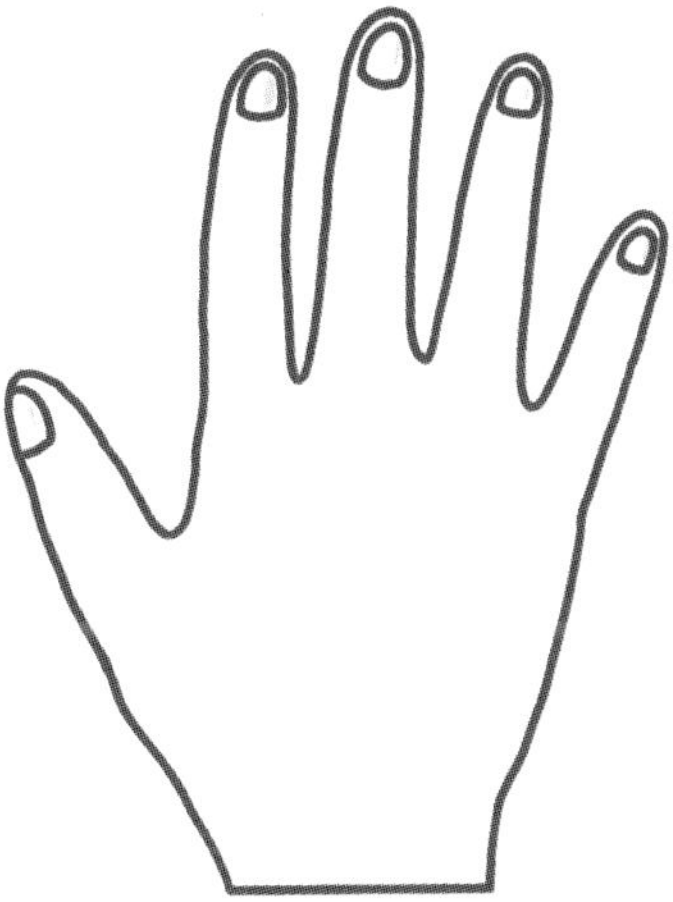

- □爪が弱い、欠けやすい
- □爪が反っている
- □爪の色が濁る、白くなる
- □爪の色が青い
- □爪の色が黒い
- □爪の横すじ
- □爪の縦すじ
- □爪のでこぼこ
- □爪半月がない

## 爪が弱い、欠けやすい

肝 脾 血虚

爪の成分は、ケラチンというタンパク質でできています。爪がもろくなったり、ちょっとした刺激で欠けやすくなるのは、強い爪にするために必要なタンパク質の不足。その栄養を受けとるための血流が足りていませんよ、という肝血不足のサインです。これは髪や肌も同じで、血を巡らせる肝や脾の力が弱ると、毛根や爪への血流が不足しがちになります。

爪が強くなる食材はシスチンというアミノ酸を多く含む牛肉や鶏肉、鮭です。爪の生え際やあまかわ部分をマッサージし、血行促進を促すお手入れも効果的です。

## 爪が反っている

肝 脾 血虚

爪がスプーンのように反っている形から、スプーンネイルとも呼ばれ、鉄欠乏性貧血が顕著な人が起こりやすい症状です。爪への血流からくる栄養不足によって、爪が薄くなり、外から加わった圧に耐え切れずに反ってしまうのです。

脾胃が弱っていて、食が細くなっていませんか？また貧血は、子宮筋腫による過多月経や月経不順による不正出血など、血液を多く失うことでさらに悪化します。

東洋医学では、貧血があると血液の不足（＝血虚）とみなし、不安や動悸、抜け毛や立ちくらみなど、体とこころの両方に不調があらわれます。

## 爪の色が濁る、白くなる

肝 肺

爪の色が濁って白いのは、カビの一種である白癬菌《はくせんきん》が入って、爪が白濁している状態かも。厚みをもったり乳白色になったりすることもあります。濁らずに透明で白っぽい場合は、鉄欠乏症貧血が疑われます。

## 爪の色が青紫色

肝 心 瘀血

爪の色が青みがかった紫色の場合は、血液の汚れである瘀血の可能性があります。またチアノーゼなどの心臓や肺の病気では、血液の中の酸素不足で青く見えます。爪の色が蒼白なのは貧血状態をあらわします。

## 爪の色が黒い

肺 脾

爪に黒い線があらわれて、太くなってきたり色が濃くなってきたら、すぐに受診してください。内出血と見間違えやすく、黒い線がもともと爪にある場合もありますが、メラノーマという皮膚の色素を作る細胞が悪性化することによって生じる皮膚がんの可能性があります。

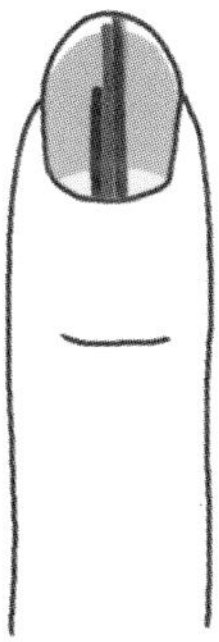

黒色が濃くなった、色素沈着の幅が広がったと思ったらすぐに受診を。

## 爪の横すじ①

肝　脾

爪を激しくドアに挟んだなど、爪に大きな障害が起きると、爪を形成する爪母《そうぼ》に影響が出て、成長が一時的にストップします。爪がまた伸びてきたときに、局所的なダメージをあらわすのが爪の横すじです。

## 爪の横すじ②

肝　脾

一本の指の爪だけでなく、すべての指の爪に横筋が入ることがあります。この場合は感染症による発熱疾患、糖尿病、抗生剤などの薬剤の影響、鉄や亜鉛欠乏症など全身性の疾患で起こります。

## 爪の縦すじ

肝　脾　血虚

40代以降、爪の縦線、縦すじが目立つというのは、割と多くの人が感じているのではないでしょうか。これは顔のコラーゲンが減ってシワができるように、爪を形成するタンパク質を作るはたらきが減少するために、爪に縦線が入るのです。病的なものではありません。

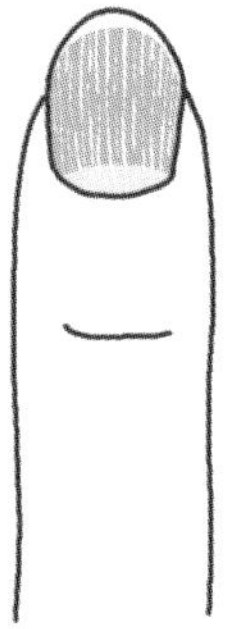

爪の縦すじは自然な老化。
親指に一番あらわれやすい。

## 爪のでこぼこ

肝 脾

爪を形成する過程で、爪を噛んだり外傷を受けるなど、爪の根元に物理的な圧迫を受けると、爪を形成する爪母《そうぼ》に影響が出て、でこぼこと洗濯板のように波打つことがあります。波打ちが深いほど、体へのダメージの大きさを爪は語ります。

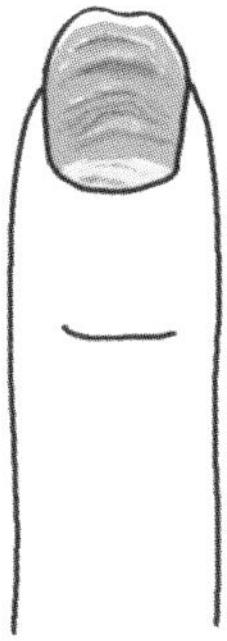

爪の根元を無意識に強く押したり、いじっているクセはありませんか？

## 爪半月がない

肝 血虚 気体

爪の根元にある半月部分は、爪を作る工場の役目をしています。この部分が見えないのは、爪の成長＝新陳代謝が遅くなっているサイン。実際、爪半月の出現は20代をピークに減っていきます。とはいえ、爪の病気ではありませんので心配は無用です。

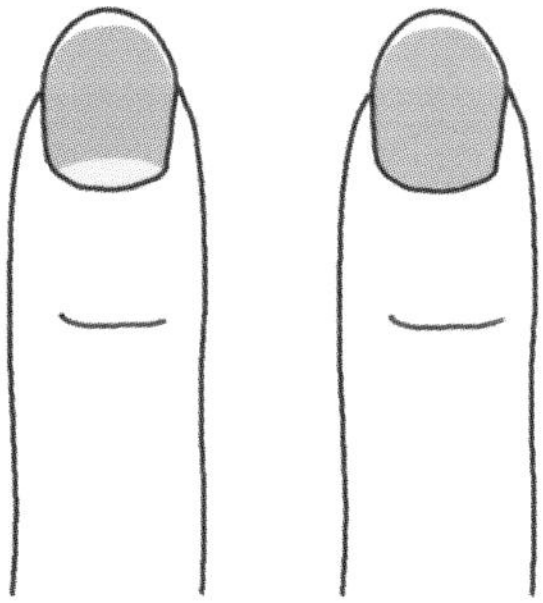

爪半月がないのは不健康!? というのは、根拠がないと言われています。

血の不足で毛髪にもトラブルが

# 髪と頭皮の状態は「腎」と血液の不調

## 髪や頭皮は老化度も映し出す

若い頃は毛量たっぷりで、ハリやコシがあった髪も、40歳を過ぎると少しづつ細くなり白髪が増えてきます。しかし同じ世代でも、その差が開きやすいのが髪や頭皮の状態。髪を育てるのに重要なのは血流です。頭皮は、健康な髪を育てる畑のような場所。畑に血液という栄養がたっぷりと送られてくることで、髪や頭皮の若々しさが維持されるのです。

また、大きく体調を崩したり貧血状態が続いたりすると、人は生命維持に最も必要な心臓や肝臓に優先して血液を送るので、髪への血流はあと回しになります。血流が弱い、血液が汚れている、巡りが悪かったりすると、髪質は悪くなるのです。

さらに、髪は「腎の華」とも言われ、老化と深く関わる腎の元気度が反映される場所です。髪が薄くなってきた、細くなってこしやツヤがないのは、腎のはたらきが弱っている証拠。後天の気を補充することで、年相応の髪の美しさをキープしていたいですね。

## 髪にあらわれるサインをチェック

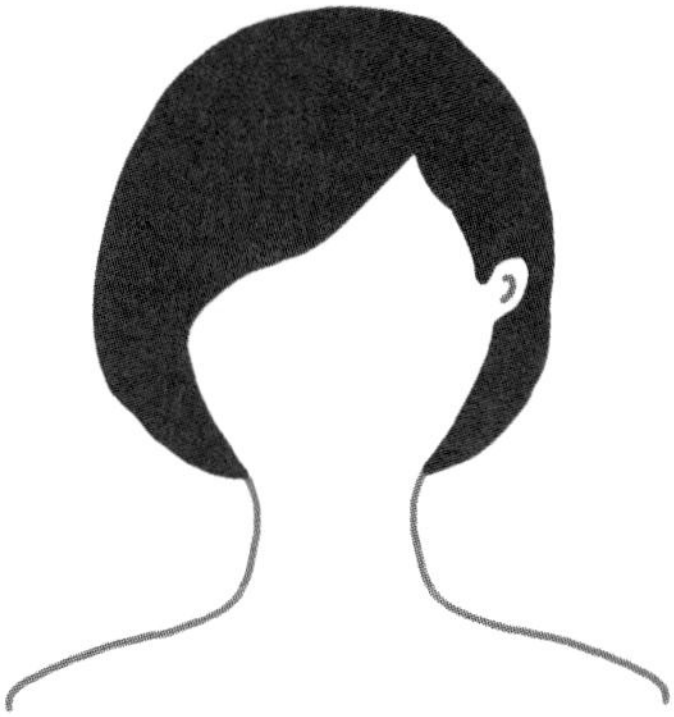

- □抜け毛が多い
- □髪が細くなってきた
- □枝毛が多い
- □髪にうねりが出てきた
- □円形脱毛症
- □急に白髪が増えた
- □頭皮が固く張っている
- □頭皮にフケが多い
- □頭皮が脂っぽい

## 急に白髪が増えた

腎　血虚　気虚

大きなストレスやショックを受けたあとに、急に白髪が増えたという体験を耳にします。実際に、ストレスが続くと毛細血管が収縮し、毛母細胞のはたらきが低下。メラニン色素を作る細胞のはたらきが衰えて白髪が増えると考えられています。

また、腎と関連のある感情は恐れなので、不安や恐怖といった感情は腎のはたらきを弱め、白髪を増やします。若白髪は遺伝的な要素も多くありますが、自分でも気付かぬうちに、頭皮の毛細血管が収縮するような緊張状態が続いているのかもしれません。指だけでできる頭皮マッサージは血流を促進し、自律神経のバランスを整えます。

## 頭皮にフケが多い

脾　痰湿　血虚

フケは頭皮の角質片、古くなってはがれた細胞です。乾燥肌の血虚タイプの人は、頭皮も乾燥するため、サラサラとした乾いたフケが生じますが、フケの量はそんなに多くはありません。

フケが多いのは、むしろ皮脂の分泌が活発な人です。過剰な皮脂が酸化し、頭皮のターンオーバー（＝生まれ変わり）が狂ってしまうことで、フケが多く発生するのです。揚げもののような酸化しやすい油や、加工食品の取りすぎを控えましょう。

洗髪後の自然乾燥は頭皮が湿ったまま、むれやすい状態です。頭皮の状態には良くないので、ドライヤーで乾かしましょう。

# 頭皮が脂っぽい

脾　痰湿

皮脂腺は一般的に、女性より男性のほうが分泌がさかんで、新陳代謝が活発なほど、皮脂も汚れと一緒に毛穴につまって酸化しやすくなります。

毎日髪を清潔に保っているのに、頭皮がすぐ脂っぽくなってしまう人は、皮脂の分泌が活発な状態です。さらに、脂っこいものや甘いもの、清涼飲料水などを過剰に摂取すると、体に湿が溜まって痰湿となります。肌にも皮脂が多くなり、ニキビや吹き出ものが多くなります。

洗髪のときは、指の腹を使って頭皮の毛穴の汚れ、皮脂をしっかり洗い流しましょう。

## 血流を良くする頭皮マッサージ

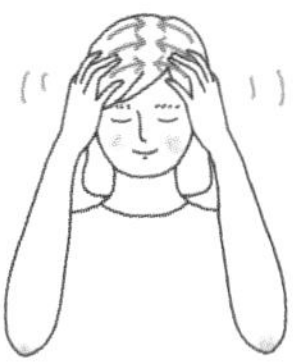

❶親指をこめかみにあて、頭頂部に向けて頭皮を持ち上げる。固く張った頭皮を動かすイメージで。

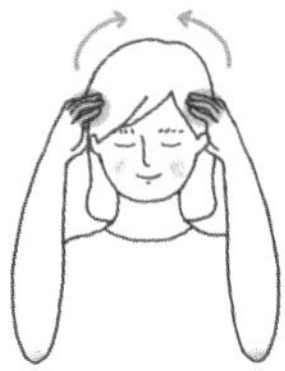

❷両手を側頭部に置いて、そのまま頭頂部に向けて持ち上げる。

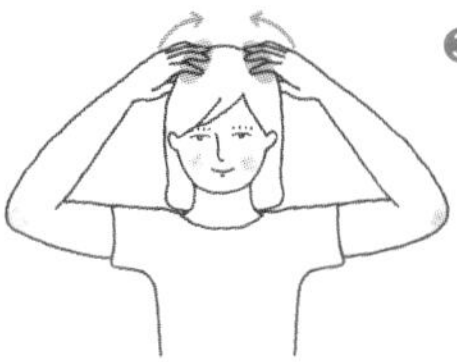

❸頭頂部や後頭部も同じように中央に向かってつかんで持ち上げる。❶〜❸を繰り返す。

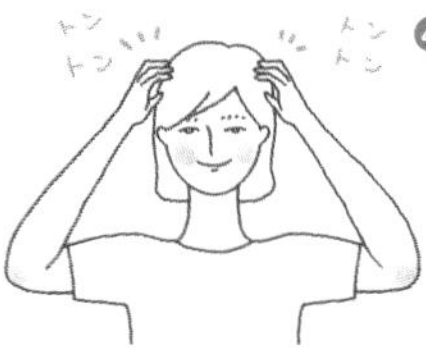


❹最後は指の腹で「トントントン」と頭皮全体をタッピング。時間がないときはこれだけでもOK。

## 抜け毛が多い

肝 腎 血虚

頭皮の血流が不足している血虚の状態です。心配事やストレスを受けると、血を巡らせる肝の力が弱り、毛根への血流が少なくなって髪が抜け落ちます。また、出血（過多月経やお産）したり、無理なダイエットも、血液の栄養が行き届かずに毛が抜けやすくなる要因です。

抜け毛を恐れるあまりに洗髪をしないという人がいますが、それは逆効果。洗髪タイムは血行促進タイムです。爪を立てずにやさしく頭皮マッサージをしましょう。血液を作る美髪のための食材は、アミノ酸を多く含む鶏肉や豚肉、牡蠣のほか、黒い食材（P180）を摂取しましょう。

## 髪が細くなってきた

肝 腎 血虚

毛髪が細くなる原因は、腎のエネルギー不足です。「抜け毛が多い」を参照し、髪の養生をしましょう。お風呂上がりの血流が良いときに、頭皮マッサージを育毛剤などを使って行うことが効果的です。

## 枝毛が多い

肝 脾 血虚

枝毛は、髪が水の潤いをなくし乾燥すると、ブラッシングの摩擦やドライヤーの熱に負けて起こりやすくなります。髪の組織が強くなるよう補血（P164）し、タンパク質をしっかり取りましょう。

## 髪にうねりが出てきた

脾 血虚 気虚

肌の毛穴がたるむと、髪の毛穴も変化して楕円形になり髪がうねってくることがあるようです。実際に病気などで内臓にダメージを受けると、髪が弱って細くなったり、うねりが出てくることがあります。

## 頭皮が固く張っている

肝 気滞

頭皮がパンと固く張って動きが悪いのは、血流が悪くなっているサインです。同時に肩や首筋の血流にも影響を受け、首肩もこります。両手の指先でトントンと頭皮全体を軽くたたき、ほぐしましょう。

## 円形脱毛症

脾 肺 気虚

コインほどの大きさの円形で髪が抜け落ちる円形脱毛症は、自己免疫と関連のある症状です。自己免疫とは、免疫系が正常にはたらかず、体が自分の組織を攻撃してしまうこと。円形脱毛症は毛根の細胞を自分の免疫が攻撃して、毛が抜けるのです。発症するまでの状況や環境を問診すると、ストレスが加わることで脾胃のはたらきが落ちて、胃腸の調子が悪かった、食欲がなかった、免疫力が落ちていたという気のエネルギーの低下がよく聞かれます。

症状があらわれたら、まずは脾の養生（P170）を行い、元気に食べられる体を整えましょう。

COLUMN

# 食べものの「味」にもはたらきがある

東洋医学において、「五行」の分類によって５つの味「五味」があり、五味は五臓のはたらきを補うと考えます。薬膳や漢方薬も五味を考慮した素材が取り入れられていますが、取りすぎはかえって五臓を弱めてしまいます。何でもほどほどが一番です。旬のものを食べることが五味にも連動し、自然と体のサイクルにも無理がありません。

**酸味は肝**

酸味のあるものは「収れん作用」＝引き締めて漏らさない（汗や鼻水などに応用）。

**苦味は心**

苦味のあるものは「清熱作用」＝冷まして炎症を取り去る（胃痛や血圧などに応用）。

**甘味は脾**

甘味のあるものは「弛緩《しかん》作用」＝ゆるめる、緩和する（緊張緩和などに応用）。

**辛味は肺**

辛味のあるものは「発散作用」＝発散する、発汗する（風邪、発熱などに応用）。

**鹹味《かんみ》は腎**

鹹味のあるものは「軟化作用」＝軟化する（便秘、固腫などに応用）。

※鹹味とはナトリウムやマグネシウムなどのミネラルが含まれた塩味のこと。

PART

# 4

# 五臓タイプ別養生法

どの五臓に不調が起きているのか、

どんな不調が起こりやすいのか見えてきましたか？

それを東洋医学的なアプローチで改善するための指針が養生法です。

まいにち無意識で行っている習慣や食事の中にこそ

改善に向かうヒントがあります。

ゆっくりと、確実に日々積み重ねていきましょう。

# 養生の基本は食、睡眠、生活習慣と自愛！

## 養生とは、自分に向き合い、大切にすること

江戸時代の本草学者、貝原益軒は『養生訓』の一説で、養生の基本に触れ「花や草木の世話をするように、自分にも水をやり、土をかけ肥料をやり、病気にならぬよう虫を取って、世話を惜しみなくしなさい」と伝えています。それは、花を育てるように、自分にも愛を惜しみなく向ける生きかたが大切だ、ということ。

養生とは「生」を「養う」と書き、与えられた「いのち」を養う、大切にするということです。とはいえ、言葉の意味としてその大切さは理解できても、養生の具体的な方法がわからない、といった声は相談者様からもよく聞かれます。そのために、五臓の問診や顔の望診を行い、その不調がどの五臓と関連づけられるのか？ということを、これまでのページで考えていただきました。自分の弱い五臓が少し見えてきたでしょうか？

五臓別の養生の前に、養生のベースとなる4つの習慣をお伝えします。どれも基本的なことですが、忙しい現代社会において、それらを改めて見直すことが、不調を防ぐ一番の近道です。

# 当たり前だけど見直したい『4つの習慣』

## 食

食べることは体もこころも幸せにしますが、食べたいものを食べたいだけ食べるのは、病気につながります。お腹が空いたら食べる、腹八分目を心がける、寝る3時間前は控える、よく噛む、そして、リラックスして食事を味わうことが大切です。

## 睡眠

夜の睡眠は養生の中で一番大切な養生です。陰は陽を生み出すように、深い睡眠は明日の活力を生み出します。眠りについた直後の90分のノンレム睡眠がとても大切。寝ながらスマホをいじることはせず、眠りの質を妨げるので控えましょう。

## 生活習慣

自然界のリズムは体のリズムとも調和しています。朝日と共に起き、暗くなったら眠り、昼は体を動かし、夜は静かに過ごすことが大切です。また、何事も「すぎる」のは良くありません。食べすぎ飲みすぎや、感情の偏りも極力抑えましょう。

## 自愛

朝起きたら鏡を見て、「今日の自分はどんな自分か」と向き合ってみることを習慣にしてみてください。不調が病気になる前に、ご機嫌な自分でいるために、忙しい毎日ですが、体とこころの変化に深く意識を向けることが自愛につながります。

# 肝タイプの養生の基本

## 夜の睡眠で血液をたくわえる

肝は血液をたくわえ、浄化する機能があります。この肝血の調整や浄化は眠っているあいだに行われるので、睡眠不足や眠りが浅い状態では、血液が浄化されません。

肝の浄化作用が低下すると血液がドロドロとし、月経痛などの体の痛みや痔、婦人科系や循環器系の病が増えます。血液はホルモンも運ぶため、肝血がしっかりたくわえられると、子宮や卵巣への血流も良くなり、ホルモンバランスも安定します。夜の睡眠を大切にしてください。

**女性は月経によって肝血が不足しやすくなるため、イライラや情緒不安定といった不調も起こります。** 月経血が多い場合は「隠れ貧血」にもつながります。子宮筋腫や内膜症など婦人科系の病気をしっかりチェックしましょう。

肝タイプの養生は、血液を作る食事（補血）を心がける、好きな精油を焚く、音楽や映画を鑑賞する、ヨガや瞑想をするなど。ストレスをためないようにいろいろな選択肢をもち、自分の感情をしっかりコントロールしていきたいですね。

# 肝不調タイプの『これ』には注意！

## 目の酷使

目は毛細血管が多く、血液をとても消費する器官です。朝から深夜までPCやスマホを見ていると肝血不足を起こしやすくなります。目を休めデジタルフリーな時間を作りましょう。抜け毛が多い、爪が弱く欠けやすいのも肝血不足のサインです。

## 無理なダイエット

血をたくわえることが大切な肝にとって、無理な減量は血液の損失です。やりすぎて体が危機を感じると、脳からの司令によって月経が止まることもあります。減量をするにしても減らしてもいいのは1カ月に体重の5％までです。

## 運動不足と冷え

血液は心のポンプの力によって末端まで運ばれます。ポンプの力の補助となるのは、運動で筋肉を動かすこと。運動不足や座りっぱなしといった習慣に加え、クーラーなどで冷やされると、血液の流れを停滞させて瘀血の状態を作ります。

## サプリメントや加工品の取りすぎ

薬やサプリメントは、小腸で吸収されたものが肝に運ばれ、肝が解毒代謝して全身に回します。サプリを取りすぎると解毒を行う肝の負担となります。また、添加物が多い加工食品の食べすぎも、同じく肝臓の仕事を増やします。

# 肝不調タイプの食養生と漢方

肝は血液に関する不調が多いことから、血液をたっぷり作り、サラサラと流す食材を取るのが大事。肝が好む味は「酸味」です。梅や柚、レモンなどの柑橘系の酸味や香りは気を巡らせ、汗を止めるはたらきがあります。

## 血を作る、増やす食材　血虚の改善

肝血をたくわえるために、血液のもととなる良質なタンパク質をしっかりと摂取し「補血」しましょう。鉄分を多く含む食材や、赤い色や黒い色の食材を取ります。タンパク質は、「1日に自分の手のひら３枚分」が目安の摂取量です。

- 鶏肉
- 牛肉
- レバー
- 卵
- マグロ
- カツオ
- 牡蠣
- 黒豆
- 黒ゴマ
- ひじき
- 大豆
- プルーン
- ホウレン草
- 人参
- イカ
- タコ
- あさり
- クコ
- なつめ
- 竜眼肉《りゅうがんにく》
- マルベリー

## どろ血をサラサラにする食材　瘀血の改善

血液の流れの滞りである「瘀血」を作らないように、脂っこいもの、甘いものの過剰摂取を避けること。肉ばかりだと血液が酸性に傾いて腸が汚れるので、肉の３倍の野菜を心がけて。青魚に含まれる油は血液の粘度を下げて、肝や心を助けます。

- 玉ネギ（特に生）
- なす
- にら
- にんにく
- トマト
- チンゲン菜
- みょうが
- パセリ
- イワシ、サンマなどの青魚
- 黒豆茶
- シソ
- ピーマン
- ベリー類
- 菜の花
- 納豆
- 味噌
- 酢
- よもぎ
- 紅花
- シナモン
- ルイボスティー
- 緑茶

## 情緒を安定させる食材

気滞の改善

肝はストレスを受けやすく、情緒が不安定になると、気の流れが滞って「気滞」の症状が出ます。お腹が張って、ガスやゲップが出やすく消化も滞ってしまいます。すっきりとした香りを取り入れ、気を発散し、消化を高める食材を取りましょう。

- 春菊
- 梅
- タイム
- セロリ
- レモンなどの柑橘類
- みょうが
- ペパーミントティー
- シソ
- ジャスミンティー
- みつば
- バジル
- パセリ
- せり
- オレガノ
- フェンネル

## おすすめの漢方

肝は「血」に関する不調が多いことから、主に、肝血の不足や、流れの悪さによる症状を目安に漢方を選びます。例えば、情緒を失いイライラしているか？瘀血が影響し体に痛みが出ていないか？肝と関わりの深い「目」に影響が出ていないか？などです。

### 婦人宝《ふじんほう》

当帰《とうき》に貴重なロバの皮のコラーゲン入りの補血薬。美肌のためにも。

### 桂枝茯苓丸《けいしぶくりょうがん》

瘀血の処方。月経痛、月経血のかたまり、顔の赤みやのぼせに。

### 柴胡疎肝湯《さいこそかんとう》

気滞の処方。ストレスによるイライラが続いて、お腹が張って痛む時に。

### 杞菊地黄丸《こぎくじおうがん》

肝血不足による目の疲れに。クコや菊花が入って清熱し、充血にも良い処方。

# 心タイプの養生の基本

## 心の循環、ポンプの力を守り抜く

肝が血液をたくわえるなら、心は血液を循環させるポンプです。どれだけ血液があっても、循環させる力が弱ければ、体のすみずみに血液が行き渡りません。心の機能を正常にはたらかせるためには、肥満やメタボに気をつけることが大切です。これらの状態は、太って大きくなった細胞や組織に、心はがんばって血液を循環させなければならず、大きな負担がかかるため、高血圧など循環器系の病気を招きます。

一方、痩せすぎや低血圧は、心が循環させる血液の不足につながります。全身に十分な血が行き渡らないと、頭痛やめまい、動悸、足のむくみやだるさを感じやすく、全身の不調へとつながります。精神的にも不安定になりやすくなります。血液を充足させ、心に負担をかけない養生が大切です。

また、血液の状態も重要です。ドロドロの血液では、流れが悪くうっ滞しやすい「瘀血」の状態となり、全身に血液を巡らせる心の負担につながります。

血液を巡らせようとして、冬場の激しい運動はかえって心の負担となります。夏場の発汗のしすぎでも、心血がドロドロと粘度をもち、血液の循環に負担がかかるので注意してください。

## 心不調タイプの『これ』には注意！

### 喫煙

たばこに含まれる一酸化炭素で、体を酸欠状態にさせています。体に血液や酸素を与える心に負担をかけ、血管を収縮させます。血液の通り道を細くしてしまうため、末端の血流が悪化し、手足も冷えやすく瘀血が進みます。受動喫煙も同じです。

### 日中のひどい眠気

肥満の人に起こりやすい睡眠時無呼吸症候群は、大きないびきの後に数十秒間も呼吸が止まることで、心拍数も血圧も上昇。眠っている間に激しい運動をしたような状態で、疲れがとれずに日中に眠くなるのです。心には大きな負担となります。

### 足が細い、筋力がない

足の筋肉は「第二の心臓」と呼ばれています。下肢を巡り心臓に戻る静脈は、足の筋力がないと重力に負けて戻すのが大変。心に負担をかけ、むくみや下肢静脈瘤、高齢ではサルコペニアという筋力低下による全身の機能低下を引き起こします。

### 過度な興奮や喜び

喜ぶという感情は、心血が巡り脳への刺激にもなりますが、ドーパミンが放出されるような過度な大きな興奮は、かえって心を滅ぼします。スターダムを昇り切った人が、こころを病んでしまう話がたまにありますが、まさにこれのことです。

# 心不調タイプの食養生と漢方

心の食養生は、補血して血を増やし、流れを良くし、心の循環機能そのものを助けること。特に、夏は心が弱りやすい季節。清熱させて心の熱を冷ます苦味や、水分を多く含む食材を取り入れましょう。

## 血液の循環を助ける食材

心の補助

心の循環のために、血液の浄化に働く抗酸化作用のある食材を取り入れましょう。特にらっきょうの生薬名は薤白《がいはく》と言い、心を助ける食材です。カロチンが多い緑黄色野菜や、ポリフェノール効果のココアやルイボスティーもおすすめ。

- らっきょう
- ニラ
- シソ
- パセリ
- ピーマン
- アスパラガス
- 玉ねぎ
- トマト
- パプリカ
- ゴーヤ
- アボカド
- 春菊
- 菜の花
- せり
- 青味の魚
- 納豆
- ゆり根
- ココア
- ルイボスティー
- シナモン
- サフラン
- 紅花

## 精神の安定を助ける食材

清熱

心を助ける五味は「苦い」。苦い味の食材には、過剰な熱をやわらげたり、気を下に降ろしたりするはたらきがあります。不眠や焦り、のぼせのあるときは、少し苦味のある味やリラックス作用のある食材を取り入れ、心の火を清熱させましょう。

- 春菊
- セロリ
- ゴーヤ
- トウガン
- ピーマン
- アロエ
- きゅうり
- シソ
- 竜眼肉《りゅうがんにく》
- ジャスミンティー
- グレープフルーツ
- なつめ
- 蓮の実
- ウコン
- 菊花茶

## 血液を作る、増やす食材

血虚の改善

心が循環させる血が不足すると、物忘れしやすくなったり、動悸がしたり、驚きやすくなり、頭がフラフラしてめまいを生じさせます。イワシやサバなどの青魚には、タンパク質だけでなく、物忘れを防いだり、心臓のはたらきにもいい油が含まれます。

- イワシ
- サバ
- カツオ
- 牡蠣
- 鶏肉
- 牛肉
- レバー
- 卵
- 黒豆
- 黒ゴマ
- ひじき
- 大豆
- プルーン
- ホウレン草
- にんじん
- イカ
- タコ
- アサリ
- くるみ
- クコ

## おすすめの漢方

心血とは、心が循環させる血液のこと。これが不足すると、動悸や不安、不眠、多夢など心身ともに不調が起こりやすく、肺や腎も弱って水の潤いも不足します。すると、心に熱がこもり、焦りやのぼせ、めまいが起こりやすくなるので、清熱させる処方を使います。

### 帰脾湯《きひとう》

心血不足による不安不眠に使う。オンジが認知機能の向上に注目されている。

### 黄連解毒湯《おうれんげどくとう》

苦味が気を降ろす。のぼせやめまい、目の充血、鼻血が出る人の清熱に。

### 天王補心丸《てんのうほしんがん》

心血不足と陰虚を補う構成。心が弱ったときの眠りの浅さや動悸に使う。

### 清心顆粒《せいしんかりゅう》

希少な牛の胆石「牛黄」を含む製剤。牛黄は清熱させ心のはたらきを安定させる。

# 脾タイプの養生の基本

## 気を作り出す生命エネルギーの源

脾は、体の中に取り込んだ食べものや飲みものから気・血・水を作り、全身へ運ぶ生命エネルギーの出発点。私たちが活動を行う原動力となります。

食べることによって「気」を補充しますが、肉であれ植物であれ、他の命を自分の命として取り入れ、生命エネルギーという気を作っていることになります。ですから、高い生命エネルギーを取り入れるには、できるだけ新鮮で、命をまるごと、食材そのものに近い状態でいただくことです。添加物の多い食品はなるべく避けましょう。

また、食べる際にはゆっくり噛んで食べるようにしましょう。脾胃の負担を軽減するだけでなく、脳に刺激を与え、アゴの筋肉を鍛え、唾液を出すことで解毒能力高めるという養生の基本です。食べすぎの影響で体が重い日は、軽く抜くくらいがちょうどいいでしょう。暴飲暴食や食べてすぐ寝るは、病気を生み出すもとです。

甘い、冷たい、味が濃い、水分が多いものの食べすぎは、代謝不十分となり、むくみ、めまい、吐き気、軟便、鼻炎や痰などにあらわれます。新陳代謝の悪い人や冷え性の人は特に注意しましょう。

# 脾不調タイプの『これ』には注意！

## 食べてすぐ横にならない

食後すぐ横になると、胃の中の胃酸が逆流して食道にたまりやすくなってしまいます。アルコール、コーヒー、炭酸飲料、たばこ、油もの、甘いものは、特に逆流しがち。「逆流性食道炎」も食べてすぐ寝る習慣の人が起こりやすいので注意を。

## 水を大量に飲む

脾のはたらきは、水との付き合い方がとても大切。脾は「湿」を嫌います。取り入れた水は肺に運ばれ全身を潤しますが、あり余るほどの水は悪さをして、肺とつながる皮膚にたまってむくみや痰湿となります。必要な水の量は個々で違うのです。

## 下腹ぽっこり

胃下垂になっている胃を支える腹筋が弱って下腹がぽっこりと出た状態です。東洋医学ではこれを「中気下陥《ちゅうきげかん》」と呼び、脾の力が低下しているサイン。脱肛、子宮脱など臓器下垂も起こりやすくなります。腹筋や骨盤底筋を鍛えましょう。

## 異常な食欲

食べても食べても満たされず、口に何か入れたくなるのは、ストレスによる「胃熱」の状態です。決して脾が元気なわけでなく、やがて胃の痛みや肌荒れなどの不調につながります。168ページの清熱の食材を取り入れ、こころも清熱させましょう。

# 脾不調タイプの食養生と漢方

脾が好む味は「甘い」ですが、白砂糖の甘みではなく、かぼちゃやさつまいもの甘さが目安です。気というエネルギーを生み出す脾の養生の基本は「お腹が空いたら食べる、寝る3時間前は食べない、よく噛むこと」。

## 消化が良い食材

脾の補助

消化が悪く脾胃の負担になるものは、栄養にすることができないだけでなく、それ自体がアレルギーとなってしまう可能性があります。脾胃のはたらき高めるために、生姜や大根など、消化をうながす食材も取り入れましょう。

- かぼちゃ
- さつまいも
- 枝豆
- 豆腐
- とうもろこし
- ねぎ
- 大根
- シソ
- 卵
- イワシ
- ウナギ
- エビ
- ホタテ
- 牛肉
- 鶏肉
- バナナ
- 生姜
- 丁子《クローブ》
- サンザシ
- 陳皮（みかんの皮）
- プーアール茶

## 気の不足を補う食材

気虚の改善

脾胃が弱ると、もたれや食欲不振、下痢や軟便が起こりやすく、さらに生命エネルギーが作られず、だるい、疲れやすいといった症状があらわれます。この状態を「気虚」と言います。新鮮な食材でエネルギーを補いましょう。

- かぼちゃ
- キャベツ
- 山いも
- さつまいも
- 生姜
- きのこ類
- 栗
- 黒ゴマ
- もち米
- 大豆
- シソ
- パクチー
- 鮭
- サバ
- イワシ
- ブリ
- 鶏肉
- 牛肉
- 蓮の実
- なつめ
- 陳皮（みかんの皮）

## 水の流れの滞りを防ぐ食材

痰湿の改善

体の中で流れずに余った水のことを「湿」、湿が多すぎて濁ったものが「痰」で「痰湿」と言います。冷たいものや砂糖たっぷりの菓子類・清涼飲料水、油っこいものは痰湿を増やします。痰湿を排出するには、利尿作用があり繊維質が多いものが適しています。

- 玄米
- 雑穀
- 小豆
- なす
- ごぼう
- とうもろこし
- もやし
- たけのこ
- 水菜
- 白菜
- しめじ
- こんにゃく
- 海苔
- 海藻類
- はと麦
- ウーロン茶
- 紅茶
- 緑茶

## おすすめの漢方

脾のはたらきが低下すると、気・血・水すべてを作り出すことができなくなります。その不調が気に及ぶとやる気が出ずにだるくなり、血液に及ぶと冷えを感じ、水に及ぶとむくみや下痢、頭痛になります。脾の弱りを補気しつつ、あらわれる症状を考慮し選薬します。

### 香砂六君子湯《こうしゃりっくんしとう》

脾を活気づける六君子湯《りっくんしとう》を基に、気を高めるカッコウなどが配合。

### 補中益気湯《ほちゅうえっきとう》

脾の弱りから内臓下垂となり、食欲不振、体力低下を起こしている人に。

### 甘露飲《かんろいん》

脾が弱って熱を持ち、舌や歯グキの口内炎や口腔内が荒れやすい人に。

### 桂枝人参湯《けいしにんじんとう》

脾の水分代謝が悪く、冷えやむくみ、頭痛やめまいを起こしやすい人に。

# 肺タイプの養生の基本

## 肺の不調は防御力を高めることから

肺は呼吸器だけでなく、皮膚や毛穴ともつながっています。気のバリア（＝衛気）を張り巡らせ、病気を引き起こす邪が入り込まないように防御するはたらきがあります。その機能をしっかり保つためには、皮膚表面の血流を良くすることが大切です。乾布マッサージのように、やわらかい布やシルク手袋で、首肩や手足をなでるようにマッサージすること。また、全身を温め、血流促進のためにも湯船につかる習慣も良いでしょう。

また、皮膚や毛穴にとっての大敵は乾燥です。肌表面や目、のど、鼻の粘膜から潤いを奪い、防御力を弱めます。加湿器を使ったり換気をしたりして、湿度40～60％を保つようにしましょう。体の内側の潤いは、質の良いオイルや潤いを補う食材を摂取することでキープできます。アレルギー体質には、魚油やエゴマ油などがおすすめです。

肺を助ける腑は大腸。腸を整えることで、内側から邪への防御力を高めることができます。野菜や繊維質、乳酸菌の多いものを摂取して腸内環境を整えます。脾が弱って水が十分に代謝できないと、肺が乾いたり、水が滞って鼻炎や下痢となるので、脾のはたらきは肺にとって重要です。

# 肺不調タイプの『これ』には注意！

## 腸内環境を悪化させること

腸内環境が悪ければ肺のはたらきも悪化します。腸には免疫を担う免疫細胞の７割が生息しており、最大の免疫器官です。野菜不足で繊維質が足りない、甘いものや肉に偏った食習慣、そしてストレスは腸内環境を悪化させます。

## 口呼吸

口呼吸は口の中が乾いた状態になり、唾液の分泌が減るため、口臭、歯周病、感染症のリスクが高まり、免疫力低下につながります。睡眠中も口呼吸になっている人は、寝起きの口の乾燥や喉の痛みが目安です。鼻詰まりが原因でなることもあります。

## 汗をかいてデトックス!?

健康的に聞こえる言葉ですが、デトックス（解毒）を効率よく行うのは、便や尿です。汗をかく一番の理由は体温調整のため。サウナなどでの不自然な大量発汗は、体に必要な水やミネラルまで失ってしまいます。特に陰虚体質の人は控えましょう。

## 鼻毛を引っこ抜く

鼻毛は、その奥の気管支に入り込むホコリや細菌から肺を守る大切な防御となっています。ピンセットや手で抜くと、毛包ごと抜いてしまうため菌もウィルスも入り放題！　鼻腔の腫れや感染症のリスクも。鼻毛は抜かずにカットすること。

# 肺不調タイプの食養生と漢方

肺の好む味は「辛い」。辛味が毛穴を広げ、皮膚の血流を高めて冷えや寒さの「邪」を発散させます。肺の養生の基本は「潤いを守る」。肌や粘膜を乾燥から守り、免疫器官である腸内環境を良くする食材を選びましょう。

## 風邪予防の食材

肺の補助

肺の五味は「辛い」。ショウガやニンニクのような辛味のある味は、寒を散らし体を温めることで発汗を促し、風邪の「邪」をはらいます。咳が出るときは肺の熱を冷ますぎんなんや梨、キンカン、れんこん、杏仁もおすすめの食材です。

- ショウガ
- シソ
- ネギ
- 大根
- カモミールティー
- 陳皮（みかんの皮）
- ニンニク
- シナモン
- ハッカ
- 葛（くず）湯
- ゆず

## 腸内環境を整える食材

整腸

お通じを整えるには、便の「硬さ」を調整する水溶性繊維と、便の「かさ」を増す不溶性繊維の両方を含む食材がおすすめです。また、便がコロコロになるのは腸内も乾いているからです。ハチミツやオリーブオイルを取り入れましょう。

- ごぼう
- りんご
- キウイ
- プルーン
- バナナ
- アボガド
- きのこ類
- 海藻類
- アロエ
- 納豆
- らっきょう
- 大麦
- オリーブオイル
- ハチミツ
- ぬか漬け

## 乾燥から潤いを守る食材

陰虚の改善

肺の「陰虚」とは、肺が体に配分する水の不足のこと。潤い不足から、肌や口、鼻やのどが乾燥し、のどの痛みや空咳が長引いたり、肌がほてったり乾燥しやすくなります。陰を補う食材で体の内側からも潤いを守れるようにしましょう。

- きゅうり
- アボカド
- 小松菜
- 山いも
- アスパラガス
- れんこん
- ぶどう
- 梨
- 豆腐
- 鴨肉
- ヨーグルト
- 牛乳
- 豆乳
- 白ゴマ
- ハチミツ
- 杏仁
- 松の実
- 白きくらげ

## おすすめの漢方

肺の外界への入り口は鼻やのどであることから、風邪やアレルギーによる鼻炎、のどの痛み、乾燥による咳といった症状も「肺」の漢方として区分します。風邪を早く治すには脾胃の力が重要。風邪が後期になり、こじれると消化器の症状が出やすくなります。

### 玉屏風散《ぎょくへいふうさん》

脾が弱く寝汗をかきやすく、うっかり風邪をひいてしまう衛気不足の人に。

### 銀翹散《ぎんぎょうさん》

「金銀花《きんぎんか》」でのどの熱を冷まし、桔梗《ききょう》や甘草《かんぞう》でのどの炎症をやわらげる処方。

### 麦門冬湯《ばくもんどうとう》

のどが乾燥し痰が切れにくい咳に。麦門冬が粘膜や気管支を潤します。

### 辛夷清肺湯《しんいせいはいとう》

肺の熱の処方。慢性副鼻腔炎の鼻の詰まりやのどにへばりつく痰に。

# 腎タイプの養生の基本

## 命のバッテリーを大切に消費する

生まれもった生命エネルギーである「先天の気」は腎に宿り、生命力を温存しています。そのため、腎のはたらきは成長、生殖といった命の根源に関わり、膀胱、耳、髪、骨、歯といった、老化が進むと影響が出る器官と深くつながっています。腎がもつ「命のバッテリー」を少しでも長く元気に温存させるには、ふだんの生活が重要です。

それにはまず、体内時計を整えることが大切です。体内時計に一番影響するのが睡眠と起床の時間。特に、腎のバッテリーは就寝時に補充されるので、夜になったら眠り、朝日が昇るころに起床するリズムがとても大切です。夜勤や深夜残業など、やむを得ない事情もありますが、パソコンやスマホ、ゲーム画面によるブルーライトを浴びることは体内時計を狂わせ、深い眠りを妨げています。また、昼間に体を動かさず、じっとしていると夜にぐっすり眠ることもできません。

また、腎は肺と同じく水を代謝させる五臓なので、乾燥を嫌います。汗をかく運動のあとや、水分を取るのが苦手という人は、意識して水分を取り入れましょう。脱水状態は腎の機能を低下させます。

# 腎不調タイプの『これ』には注意！

## やたらと寒がる

腎を巡る気のエネルギーのことを「腎気《じんき》」や「腎精《じんせい》」と呼びます。暖房を好み、やたらと寒がるのは腎気が弱っている状態。腎の陽気を巡らせるには、腰や足首を温めることです。腰にお灸やカイロを貼る、足首にドライヤーをあてる温活が有効です。

## 無月経

順調にあった月経や排卵がないと気づきながら放置する人がいます。腎気が不足し、子宮に血液が運ばれなくなっています。無月経を放置すると子宮や卵巣機能の低下につながります。2～3カ月無月経が続いたら、必ず婦人科を受診してください。

## 恐れの感情が続く

恐れや怖さの感情を強く抱くことは、血管が収縮し腎への血流の低下を招きます。緊張したときに指の先が冷たく感じるのはこのためです。これが長期に渡って続くと、腎のはたらきの低下につながります。漢方で気血を補うのもひとつの方法です。

## ホットカーペットの上で寝る

腎陰を補い、エネルギーを補充するには、深い眠りが必要です。深く眠るには、眠るときに体内の体温（深部体温）を下げなければなりませんが、ホットカーペットの上やこたつで寝ると、深部体温が下がらず深い眠りにつくことができません。

# 腎不調タイプの食養生と漢方

腎の好む味は「鹹味《かんみ》」。少し塩辛い海産物などがそれにあたり、乾燥を潤し、便秘を改善します。腎のはたらきを補って元気にすることを「補腎《ほじん》」と言い、黒の食材は補腎効果が抜群です。

## 老化を予防する黒の食材

腎の補助

腎を養うのは抗酸化作用のある「黒い食材」に多くあります。海産物などのやさしい塩味を含む食材には、骨や歯を強くするカルシウムやマグネシム、ビタミンDなどのミネラルも多く含み、腎のはたらきを助けます。

- 昆布
- ひじき
- 小豆
- 黒米
- しいたけ
- 山いも
- 栗
- くるみ
- 黒豆
- 黒ゴマ
- オクラ
- アジ
- エビ
- シジミ
- イカ
- 海苔
- 牡蠣
- アワビ
- すっぽん
- なまこ
- どじょう
- 黒きくらげ
- なつめ
- 杜仲茶

## 利尿作用のある食材やお茶

排泄の促進

腎は尿を作り老廃物を排泄するという解毒の役割もあります。特にむくみやすい人は、利尿を促す食材を取り入れましょう。しかし、冷えやすい人はこれらの食材は陰（冷やす）の性質をもっているので、取りすぎにも注意です。

- 小豆
- トウガン
- キュウリ
- レタス
- スイカ
- なす
- トマト
- そらまめ
- 白菜
- はと麦
- 緑茶
- 緑豆

## 水の潤いを守る食材

陰虚の改善

腎陰とは体を潤すエネルギーのこと。「腎の陰虚」は、腎が水を代謝する機能が落ちたためで、ほてり、のぼせ、乾燥、眠りの浅さなどを起こします。潤す腎陰の食材を補うことも大切ですが、唐辛子や生姜などの「熱」を生じる食材を多量に摂取しないことも大切です。

- トマト
- 小松菜
- れんこん
- 山いも
- スイカ
- ぶどう
- いちご
- ゆりね
- アサリ
- タコ
- アワビ
- なめこ
- ひじき
- もずく
- 豆腐
- 黒ゴマ
- はちみつ
- 黒きくらげ

## おすすめの漢方

腎は膀胱や耳にもつながっているので、膀胱炎や頻尿といった泌尿器のトラブル、めまいや耳鳴りといった症状も腎の漢方は対応します。腎の気血を補う生薬として「鹿茸《ろくじょう》」や「海馬《かいば》」といった希少な動物生薬を使うことがあり、生殖力を高める処方としても用いられます。

### 滋腎通耳湯《じじんつうじとう》

内耳への血流不足や腎陰不足を考慮し、めまいや耳鳴りを改善する処方。

### 知柏地黄丸《ちばくじおうがん》

腎の陰虚に使う処方で、清熱させて手足のほてり、多汗による疲れに応用。

### 沢瀉湯《たくしゃとう》

沢瀉《たくしゃ》と茯苓《ぶくりょう》の二味のみで構成され、回転性のめまい、頭重に使う処方。

### プラセンタ

牛豚や馬の胎盤エキス製剤。古来より紫河車《しかしゃ》という名前で補血に用いられる。

おわりに

# 体とこころに自愛を

自分にもっと自愛を向けてほしい。

その自愛を「行動」に変えることが「望診」であり、「食養生」や「こころの持ち方」です。この本は、そんなことを思いながら書きました。

最後にお伝えしたいことはひとつ。「完璧を目指さなくてもよい」ということ。

望診では、髪や爪、そして顔のパーツの不調に触れますが、まぶたがむくむ、吹き出ものが出る、唇が乾燥する、髪が抜けるなど、女性にとっての外見の美しさ、すこやかさは、自己肯定感につながるほど大切なもの。だからこそ、一番陥ってほしくないのは「だから私はだめなんだ」という自己否定です。真面目で自分に厳しい人ほどそう思ってしまいがちです。

遺伝子や生まれもった先天の気を変えることはむずかしいけれど、暮らし方や生き方次第で「後天の気」は積み上げていけるし、ゆっくりでも、磨いたり、育んだりしていける可能性は山ほどあります。それこそ、自分の命を深く見つめ、大切に扱うということなのです。

お気づきでしょうが、この本は東洋医学の解説のなかに、時折西洋医学の知識を交えつつ解説しています。いにしえの人が、数千年にわたって培ってきた経験則と、現代医学のすばらしさの良いところどりをしたいという思いがあります。

特に、東洋医学は数値化できないものをみる医学です。病名のつかない不調やイライラするといったこころの不調など、なんとなくの不調を見逃さず、重い病にする前に対処していく。そのために望診、問診を役立ててほしい。そして、あなたの「体とこころの個性」を愛してほしい。それが本書を通して少しでも伝わったなら、私はこのうえなく幸せです。

島田和美

## 島田和美

漢方薬剤師、認定心理士、認定不妊カウンセラー。金沢市出身。薬店を営む祖父母の影響を受け、幼いころより漢方や生薬が身近な環境で育つ。若いころの自身の不調をきっかけに、漢方専門の道を本格的に目指す。創業96年の島田薬局代表として、漢方カウンセリングを行う傍ら、不妊治療を行う医療機関での妊活カウンセリングを担当。2018年漢方をおいしく気軽に取り入れてほしいという発想から、漢方ハーブティー「和漢ティザンヌ」をプロダクツし主宰。「こころと体に起きた不調は、生き方を見直す人生の転機ともなる」そんな想いをもち、年間1200件、のべ3万件の漢方カウンセリングを行っている。

「島田薬局」https://kanpou-shimada.com/



顔を見て不調を整える 漢方式セルフケア

**体とこころのトリセツ**

2024年2月 2 日　初版第一刷発行
2024年3月29日　　　第二刷発行

著　　者　島田和美
発 行 者　三輪浩之
発 行 所　株式会社エクスナレッジ
〒106-0032
東京都港区六本木7-2-26
https://www.xknowledge.co.jp/
問い合わせ先
編集　Tel：03-3403-6796
Fax：03-3403-0582
info @ xknowledge.co.jp
販売　Tel：03-3403-1321
Fax：03-3403-1829

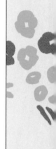